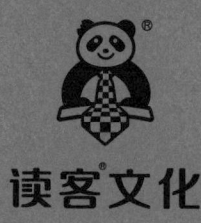

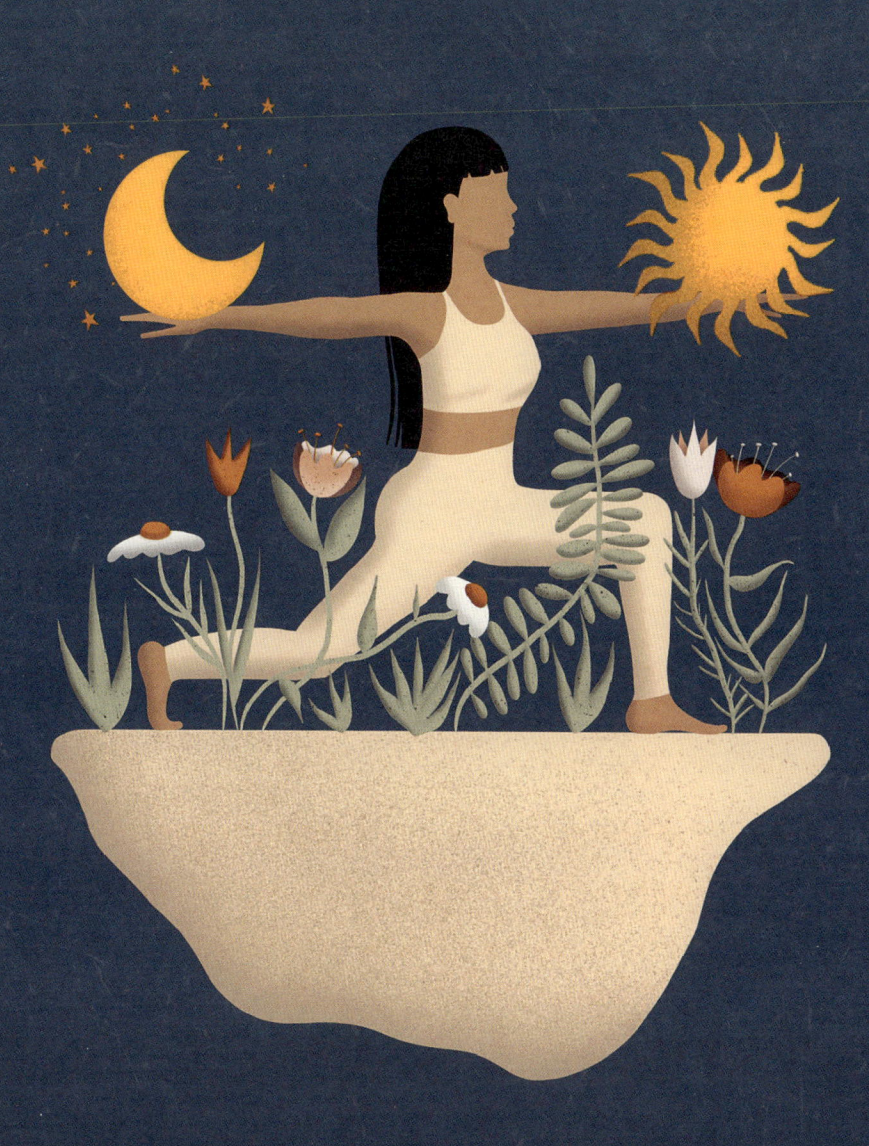

5分钟
高效休息法

[英]苏西·雷丁 著

欧小宅 译

Rest to Reset:
The busy person's guide to pausing with purpose

文匯出版社

图书在版编目（CIP）数据

5分钟高效休息法 /（英）苏西·雷丁著；欧小宅译. -- 上海：文汇出版社，2025. 3. -- ISBN 978-7-5496 -4458-2

Ⅰ. R163-49

中国国家版本馆CIP数据核字第2025UC9548号

Rest to Reset: The busy person's guide to pausing with purpose
Text copyright © Suzy Reading 2023
Illustrations copyright © To You From Steph 2023
This edition published by arrangement with Octopus Publishing Group Limited, through Big Apple Agency, Inc., Labuan, Malaysia.
Simplified Chinese translation copyright © 2025 by Dook Media Group Limited.
All rights reserved.

中文版权 © 2025 读客文化股份有限公司
经授权，读客文化股份有限公司拥有本书中文（简体）版权
著作权合同登记号：09-2025-0078

5分钟高效休息法

| 作　　者 / ［英］苏西·雷丁 |
| 译　　者 / 欧小宅 |

| 责任编辑 / 邱奕霖 |
| 审　　读 / 徐海清 |
| 特约编辑 / 王雨欣　　李睿祺 |
| 封面设计 / 王　晓 |

出版发行 / 文匯出版社
　　　　　上海市威海路755号
　　　　　（邮政编码200041）

| 经　　销 / 全国新华书店 |
| 印刷装订 / 天津联城印刷有限公司 |
| 版　　次 / 2025年3月第1版 |
| 印　　次 / 2025年3月第1次印刷 |
| 开　　本 / 880mm×1230mm　1/32 |
| 字　　数 / 122千字 |
| 印　　张 / 5 |

ISBN 978-7-5496-4458-2
定　　价 / 49.90元

侵权必究
装订质量问题，请致电010-87681002（免费更换，邮寄到付）

目 录

引 言
001

第一章
重新定义"休息"
005

第二章
定制你的休息"处方"
067

第三章
接下来是什么？
145

致 谢
150

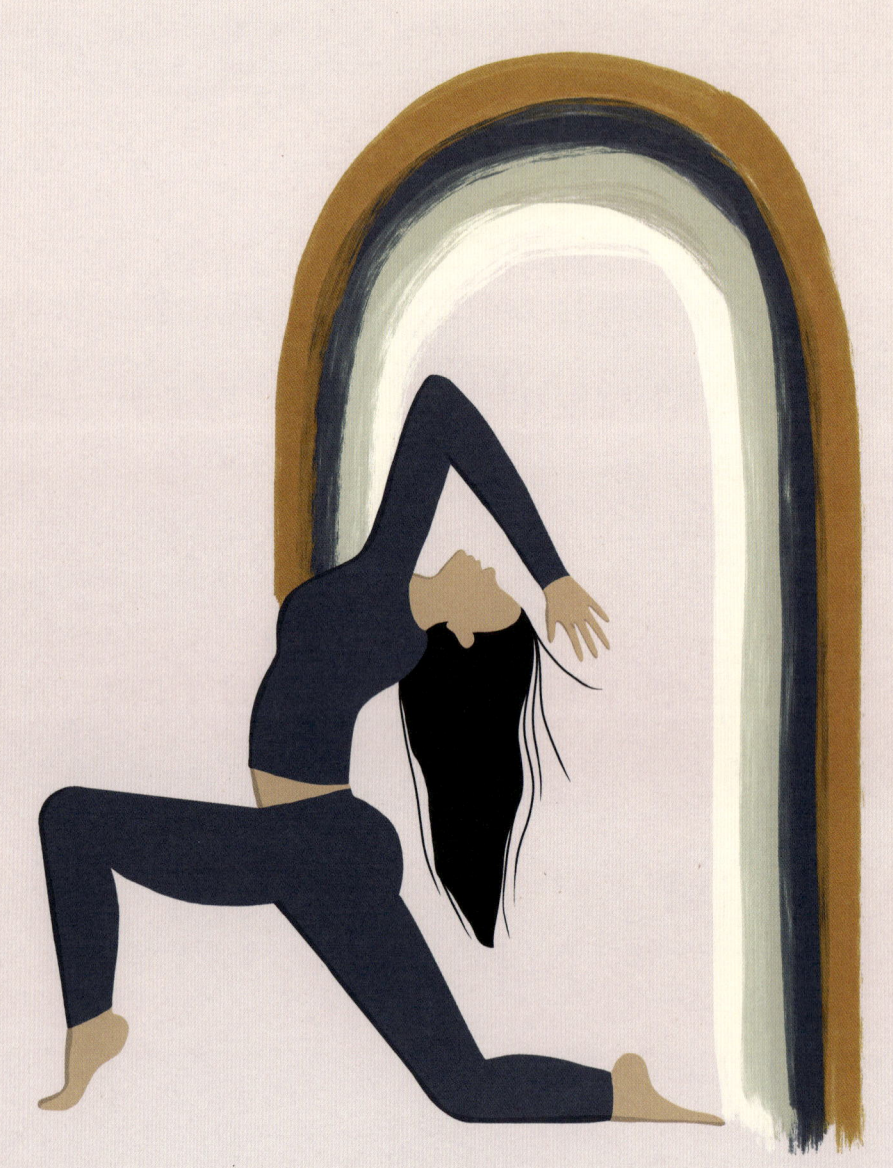

引 言

欢迎来到《5分钟高效休息法》。

我很高兴你跟这本书产生了联结。在阅读这本书之前,请你先花些时间让自己舒服起来。

调整一下姿势,直到你感觉自己被很好地支撑,仿佛被抱着,身体也随之变得柔软。去感受你的肩膀毫不费力地顺着耳朵垂下来,拉伸你的脖颈,让你的头部觉得轻盈。想象一下,你的眉毛向两侧舒展,额头的皮肤变得平顺。现在,去感受两排牙齿之间的空隙,放松你的舌头和下巴。最后,嘴角轻轻上扬,你的眼角会出现小小的皱纹。

你感觉到
不一样了吗？

我们结伴同行的旅程开始了。

我为你创建了一个恢复性训练的工具包，来重新定义你与休息的关系，并最终重新定义你与自己的关系。在此过程中，我们可能需要做一些分析工作，这部分工作很重要。

每当你拿起这本书的时候，无论是5秒钟、5分钟还是1小时，它都在邀请你做回自己，得到休息。它在提醒你：你很重要。此时此地，你值得被温柔且友善地对待。你完全有权利守住自己内心的宁静，并滋养自己。

但是，对于休息的感受，可能别人说的和你理解的，都跟我前面描述的非常不同。

阅读这些文字，你感觉如何？你可不可以停下来问问自己：现在的生活方式、节奏，这种像仓鼠跑滚轮一样的无休止的生活，适合你吗？你对生活的这些高标准、严要求让你有所收获吗？你是否急需换一种方式来度过每一天呢？

让我们来把这些问题弄清楚。

人们似乎有一种刻板印象,认为休息是懒惰的、放纵的、低效的或毫无意义的。所以,我们需要重新诠释休息。

人们似乎比以往任何时候都要疲惫,需要休息来恢复、思考和充电。人们也敏锐地意识到,自己前进的步伐需要调整。随着工作方式的改变,现在人们终于有机会将恢复性训练融入日常生活。尽管意识到自己需要休息,但人们很难允许自己休息;即使允许自己休息了,人们也会发现自己很难停下来。如果你有过相同的感受,别担心,我们接下来将一起学习休息的方法。这本书不仅会给你开出"处方",还会为你提供处方的"实际应用路线图"。

如果提到休息,你下意识地想到"我没时间",我也能理解。这本书将减轻你的压力,不会把休息变成你日程表上的又一项任务。许多训练只需要几秒钟,还有很多训练可融入你的日常生活而无须花费额外的时间。我会告诉你,如何让现有的日常活动变得更具复原力。

第一章
重新定义"休息"

我们为什么如此疲惫？

对大多数人来说，日常生活中充满了各式各样的刺激，而过多的刺激会严重消耗我们的精力。

我们每天都会听到各种刺耳的声音：闹钟声、App（应用程序）的通知声、嘀嘀作响的蜂鸣声、洗衣机的转动声、电锯声、割草声、外放的音乐声、交通噪声、谈话声……

一天当中，我们花费大量的时间在电子屏幕上——笔记本电脑、电视、手机、平板电脑、电子阅读器、导航仪——视觉刺激充斥工作、社交和休闲等各个领域。这些电子屏幕散发的蓝光会抑制褪黑素的分泌，扰乱我们的睡眠。当科技让人受益时，我们会感觉良好；但是当科技带来不便时，我们的压力就会飙升，甚至希望有一位负责信息技术的私人顾问来应对这些情况。我们最喜欢的电视节目和社交软件中夹杂着华而不实的广告，电子邮箱里塞满了诱人的优惠信息，所有这些都在吸引我们的注意力。我们正承受着感官超载和科技的压力，数字倦怠[1]是真实存在的。在本书第122页，我为你准备了你需要的恢复工具包。

---

[1] 数字倦怠（digital burnout）指在电子设备上花费过多时间而导致的疲劳和压力。——译者注（本书脚注均为译者注）

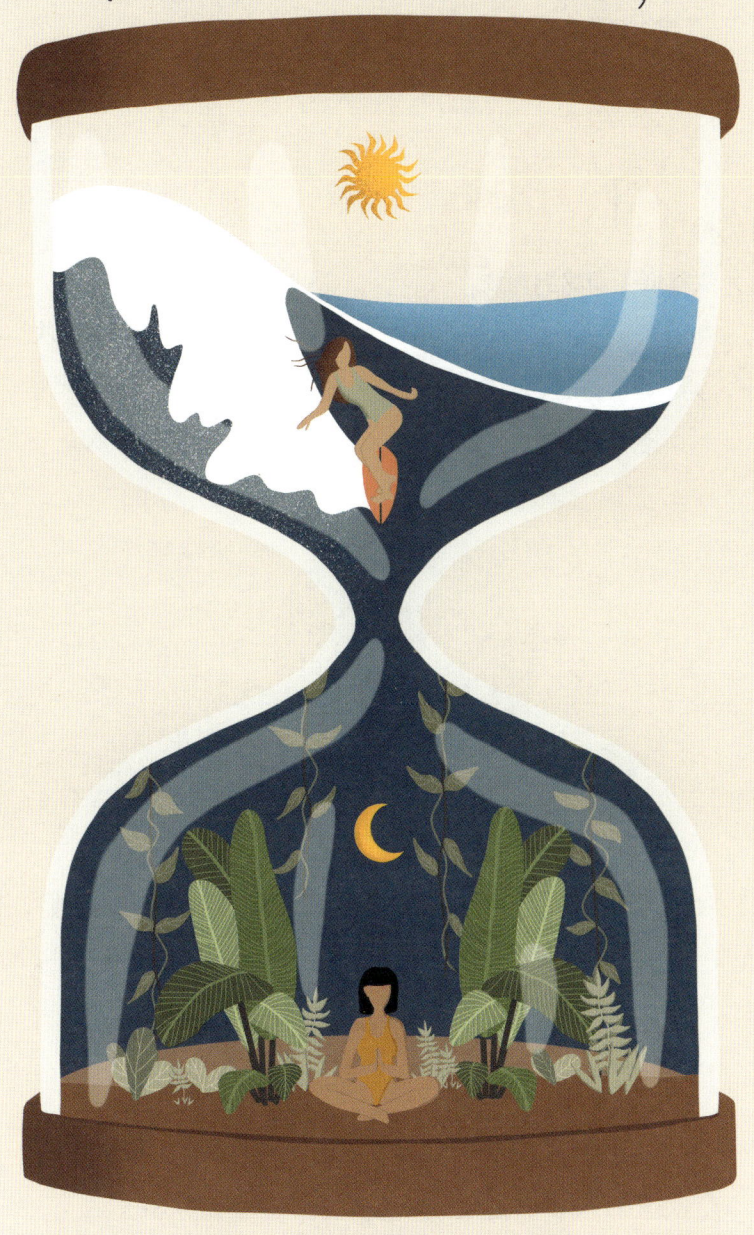

"虚拟倦怠"[1]有哪些表现?

1
因为效率低下而感到内疚: 对休息或关掉手机感到内疚,不自觉地查看邮件、信息,并随时待命。

2
难以集中注意力或者做出决定: 健忘、大脑短路、表现欠佳,或者难以投入。

3
创造力下降。

4
愤世嫉俗,共情力减弱。

5
情感疏离、社交退缩[2]: 难以与亲朋好友相处。

---

1 虚拟倦怠(virtual burnout)是指在使用电子设备参与网络活动的过程中出现的身体和心理的倦怠状态,这种倦怠往往与长时间进行数字化工作、使用社交媒体和过量互联网活动有关。

2 社交退缩(social withdrawal)是一种社交障碍,指个体虽然内心想与他人交往,但行为上刻意回避与他人的社交,在不得不与他人进行社交时,往往会产生诸多负面情绪,比如焦虑、不安等。

6
烦躁、沮丧：易怒、焦虑、思虑过度。

7
科技压力造成的躯体反应：譬如头痛、胃痛、心悸。

8
精力不济：无精打采，疲惫不堪。

9
无法入睡：既疲惫又兴奋。

10
越来越多的补偿行为：喝咖啡，吃解压大餐，沉迷电子设备和网购，酗酒。

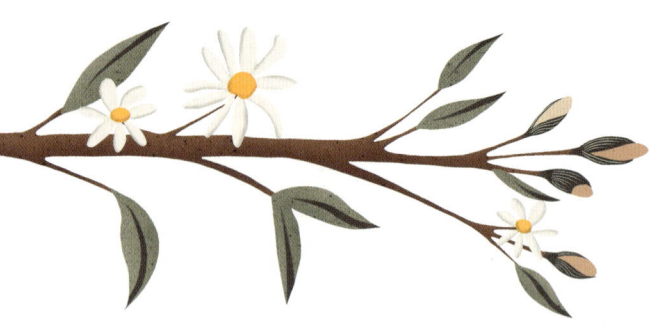

　　一天当中,我们大部分时间都是坐着——在车里、在电脑前。到了休息的时候,我们还是花大量的时间坐在电子屏幕前。久坐不动的生活会降低我们的情绪和能量水平,并导致我们无法获得高质量睡眠,所有这些又会导致我们想多坐一会儿,这样便形成了恶性循环。

　　现代生活是由补偿行为塑造的:咖啡因可以在早上为我们提供能量;糖分让我们熬过上午;浏览社交媒体和网购帮助我们度过午餐后的能量低谷;而众所周知的葡萄酒,则在夜里帮助我们从兴奋状态平静下来。

　　所有这些"帮手"或许能帮助我们应付当下的情况,但它们会加重我们在情感、精神、身体和经济上的负担,使我们更加难以入睡,这意味着明天我们会更加依赖它们来度过漫长而疲惫的一天。即使我们努力吃得健康,然而谁知道那些所谓的新鲜水果和蔬菜要花多长时间才能从原产地跨越整个地球,最后送到我们手中呢?人人都能吃上新鲜、应季的本地农产品的日子已经一去不复返了。看一眼方便食品的成分表,大部分是我们不了解的东西。在这样的营养状态下,我们怎么可能活力满满、精力充沛呢?

生活正以惊人的速度变化,看看科技是如何在短短几十年内改变通信方式的就知道了。

三十年前,我们每天只能接收一次邮件,家里和公司装有座机,一些新潮的人会有一台漂亮的传真机。快进到今天:我们全天都可以收到邮件;有些人仍然保留座机,但几乎所有人都有手机,无论我们身在何处,随时都能取得联系;我们还把电脑放进智能手机里,甚至戴在手腕上;收件箱不仅塞满了需要留意的个人和工作信息,还有无数来自陌生人的、戳中了我们的不安全感的垃圾信息,试图向我们推销产品。我们在各个社交平台都有自己的账号,每个平台都要回复评论和处理私信。这些"工作"数量庞大且没完没了,难怪我们会感到疲惫。

我们现在进入了一个"自己动手"的时代,点击一个按钮就可以获得大量信息。这也是让我们如此疲惫的另一个原因:不仅信息过载,而且在获取知识的同时有了新的负担。过去,如果排水管堵了,我们会叫水管工;如果车坏了,我们会打电话给修车师傅。现在,我们会搜索一个视频教程,并尝试自己动手修好它们。还有,跟医生预约之前,我们会咨询"搜索引擎医生",

然后自己吓自己。别误会，我喜欢我从视频平台上学到的新菜谱；但是，我们需要承认给自己施加了压力，总想成为无所不能的人。这时，你就理解了我们为什么会感到如此疲惫不堪。

这些负担不但体现在家庭事务上，也体现在健康领域——现在是"自己照顾自己"的时代。鉴于我写了五本关于自我保健的书，你可能会提出疑问：你这是自相矛盾吧？别急，因为我从不提倡我们应该独自承担这一切。除了个人感受到的压力，企业和医疗机构也施加了同样的压力。有的企业工作要求不合理，但仍然对员工说："我已经教给你如何抗压，现在好好照顾自己，这样你就不会有压力了。"有的医疗机构也有类似的说法，比如"我已经告诉你如何减轻症状，现在你自己治愈自己吧"。

钟摆的摆动幅度太大，走向了极端，把责任一股脑儿地推给了个人。

我们可以看一看职业倦怠的临床定义："职业倦怠是一种综合征，由长期的工作压力没有得到妥善处理所致。"

在这个经济和政治环境都充满不确定性的时代，我们当然会害怕失业。此外，在特殊时期，大家被迫居家办公，工作强度更大，工作时间也更长，人们只能来

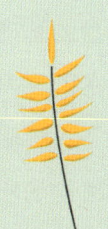

我们需要
自己照顾自己，
也需要
接受别人的照顾。

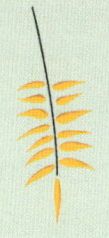

证明自己的忠诚和价值。裁员和组织结构调整则迫使留下的员工在原有工作量的基础上，还要承担大量的额外工作。也许问题不在于压力管理不当，而在于每个人要面对的要求太多了。职业倦怠的定义意味着公司或机构有责任去管理工作场所内的压力，但是这里有一种危险：看到这一定义而感到不堪重负的人，会觉得责任完全压在了自己肩上，挫败感会进一步加重他们的压力。

我们不能把"自我责任"的边界无限扩大，而应将其融入一个富有同情心的框架，这个框架由人性化、灵活的工作方式和及时、优质的医疗保健服务所组成。我们要为父母、护理人员、病人、困难群体提供适当的实质上的支持。我们需要自己照顾自己，但也需要接受别人的照顾。我们不可能独自完成所有事，任何人都不用为自己的"不独立"而感到挫败。

有这样一句谚语："抚养一个孩子需要一个村庄"。但现在这个"村庄"去哪儿了呢？网络社区能提供很好的精神支持，但做不到当面把孩子抱起来。

不只父母需要一个"村庄"，我们所有人都需要，因为人类是社会性动物。如今，我们可以选择生活在地球上的任意一个角落，这确实让人难以置信。但现代生活又是如此飘忽、碎片化和忙碌，导致有些人已经不认

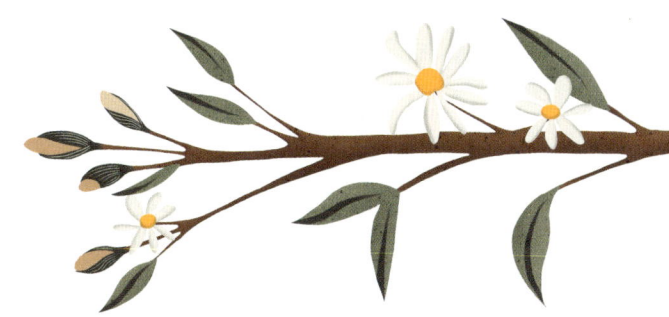

识自己的邻居,有些人已多年不与家人见面。每个人的生活都像是一座孤岛,这会带来严重的内耗。

为了准时上班,我们会把孩子送到幼儿园和学前班。从婴儿时期开始,孩子们就面临着大量的课外活动以及与同龄人竞争所带来的巨大压力。孩子们在很小的时候就被卷入了一种制度,这种制度表扬甚至奖励那些不请病假的人。青少年非常疲惫:在生物钟还没准备好苏醒,大脑还没准备好运作时,他们就开始了一天的学习;学习成绩比身体锻炼以及创造性的自我表达更受重视;根深蒂固的错失恐惧症[1]让他们为了学业排名和社交媒体的粉丝数而竞争。年轻人为了维持人设而精疲力竭,他们知道要花多少钱才能接受教育,才能成为有房一族,他们需要夜以继日地工作才能获得成功。

中年人同样疲惫不堪,他们感觉自己必须像没有为人父母的压力一样去工作,同时又要像没有工作压力一样去为人父母。他们被称为"三明治一代",手头拮据

---

1 错失恐惧症(fear of missing out,FOMO)是一种对可能错过某些信息、事件、体验或可能使生活变得更好的决策而感到焦虑或不安的情绪。

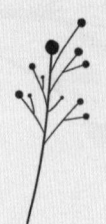

无情地推进并不能收获荣誉徽章，只有倦怠。

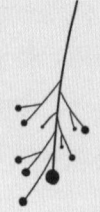

的感觉尤为强烈:既要照顾孩子,又要照顾越来越年迈的父母,护理费用还在不断增加。老一辈感到疲惫的原因则是延迟退休,他们要多攒点儿钱才能安然入睡。育儿费用不断飙升,生活成本居高不下,老人为了照顾孙辈,同样疲惫不堪。

不过集体健康和安全受到真正威胁则是另一种前所未有的情形:我们的生活方式被限制,自我隔离带来了孤独感,办公、学习等各种活动都要在家里进行,还要应对持续的不确定性。即使我们坐在相对安全的沙发上,时时保持高度警惕也会让我们筋疲力尽。这一切结束后,我们感到疲惫不堪,与外界脱节,失去了平衡。不过,我们还是从中获得了一些深刻的启示。我们亲身体会到久坐休息是不够的。事实上,我们认识到了一个现实:久坐会对健康产生严重的负面影响——疼痛、消化不良、睡眠不佳、情绪多变和能量紊乱。我们认识到自己需要多样化的休息方式,需要人际交往。休息的时候,我们需要在自我表达上拥有选择和自由。

几十年来,我们一直在以消耗极大的方式苦苦支撑,工作与生活的平衡这一概念让人感到新奇。在5天"工作"和2天"休息"的等式里,我们要怎样才能达到平衡呢?唯一的方法就是调整时间和空间来重启每一天。字典中对休息的定义是"停止工作或运动,以放松、睡眠或恢复体力"和"从活动或劳动中解脱出来"。老实说，我们什么时候停止过工作？对我们许多人来说，由于居家办公，工作和生活之间的分界线已经消失了。不仅仅是工作对我们有要求，我们还要管理好生活事务，以及应付社交媒体的算法。

我们的生活充满了野心和努力，即使在休息时也常常呈现出卖力的状态——完美的菜肴、完美的瑜伽姿势、完美的花园、完美的孩子。将生活划分为工作时间、休息时间和娱乐时间，对我们的"全天候"即时回复式工作文化来说就是无稽之谈，这样做会打断甚至挤掉休息和娱乐的时间。

然而，工作并不是休息的对立面。在学校"假期"结束后，父母们重返工作岗位，可能会意外地感到精神焕发，而退休人员往往渴望以前的职工生活带来的确定性和规律性。工作和休息的关系没那么简单，无论你怎么划分工作时间和休息时间，生活都是忙碌的，而倦怠的普遍存在证明我们在生活中需要更多的休息。

说到休息，我们不仅批判自己是否可以休息，还会感受到非常真实的社会压力。对休息和睡眠的不尊重甚至是蔑视，恰恰体现在自以为对此最了解的领域当中——现代医学。看看历史上住院医师的睡眠和休息是如何被系统性忽视的吧，难怪普通人会以为休息是懦夫

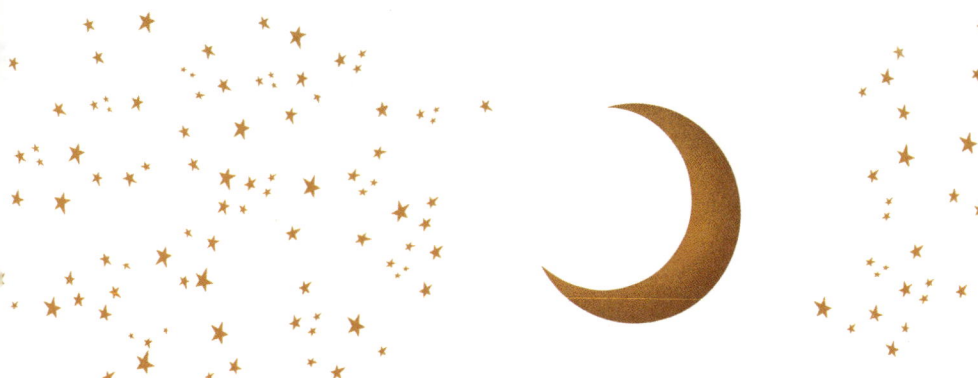

的专有权利;毕竟,那些要做出攸关生死的决定的人,连续工作 36 小时也曾被认为是正常的。值得庆幸的是,人们对休息的态度正在发生变化,工作时间安排也有所进步,这些变化往往是各个国家的立法带来的。然而在这一方面,世界上许多国家仍有很长的路要走。

对休息的污名化,真实且普遍存在。我们被鼓励不断前进,关注事物积极的一面,关心那些生活状况更糟的人。而当我们精疲力竭时,我们却被告知应该更好地照顾自己——因此,我们需要在文化上转变对休息的态度,需要在制度上使休息成为可能。我们要充分意识到,正如我们需要适当的营养、水分和睡眠一样,我们同样需要休息。休息是人类的基本需求。

为什么我们如此抗拒休息？

我们不愿意休息这一现象有着悠久的历史原因。早在狩猎采集时代，作为社会性动物的人类就依靠集体合作的形式来生存。因此，无所事事是非常不受欢迎的。我们天生有一种恐惧，害怕自己没有作出有价值的贡献而遭到驱逐。成为合作型良好市民的压力可能根植于我们的基因里，随着"懒惰"被列为七宗罪之一，这种压力被进一步放大。"休息有罪"这一观念被教会、贵族、工厂主和磨坊主们灌输到人们的头脑中，吓唬人们不知疲倦地工作，以免被送往地狱。虽然我们大多数人不再生活在靠土地为生的部落中，但我们仍然是伙伴关系、家庭、团队和社区中的一员，我们确实需要彼此互助才能取得集体成功。但是，我们可以在不牺牲休息、生活和健康的情况下，为集体作出贡献。

这样的转变不仅源于进化的动力，也源于休息观念的转变。以前，我们把更多的闲暇时间与更高的社会地位联系在一起；但现在，我们却将忙碌看作一种荣誉。这也许是信息时代的影响，我们可以通过虚拟"窗口"看到其他人都在背地里忙些什么。

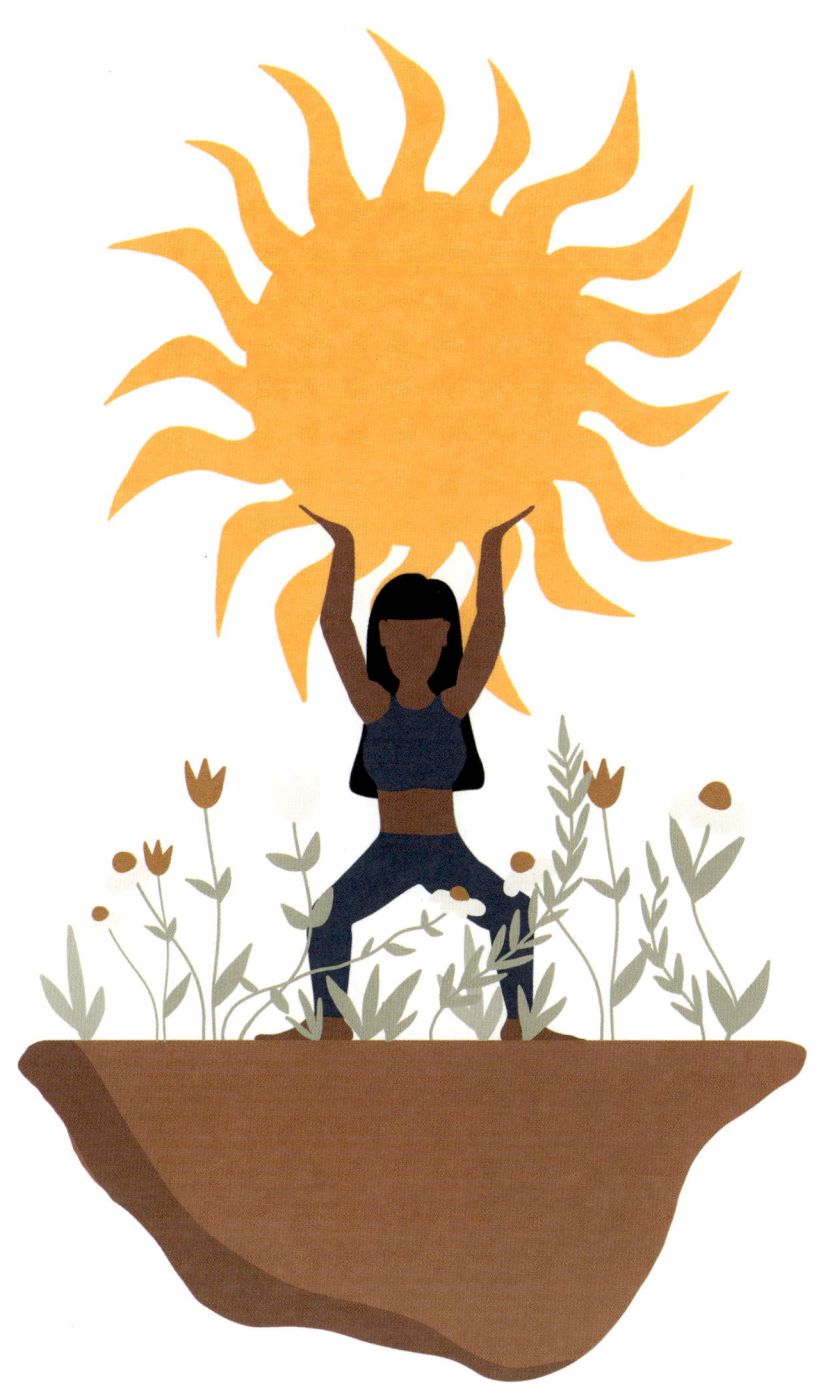

全力以赴，很多人一定都需要这样的意志力。持续努力地工作，压抑自己的需求，确实非常高尚。在现有的文化中，我们认为忙碌等同于重要，而且将工作效率与自我价值混为一谈——这两个观点都严重阻碍了我们放下工具、自在休息。

我们要看穿这些无益的误导，忙碌仅仅是忙碌，每个人都很重要，每个人都有价值。完成工作固然让人有满足感，但工作效率与作为一个人的价值没有关系。一个退休的人会因为不再工作挣钱而变得毫无价值吗？一个身患绝症的病人会因为今天没有工作就变得毫无价值吗？全是胡说，生活不是只有工作！

你可以努力完成待办清单，仿佛没有明天一样，奋勇向前，然后不给你的孩子、伴侣这些你在乎的人留下任何东西。但是你看，这是一场得不偿失的"胜利"。是休息让我们有机会成为一个更好的人，可以说，这比完成任务要宝贵得多。想一想那些你看重的品格——耐心、善良、专注、宽容、慷慨、幽默，当你得到充分的休息的时候，你才更有可能养成这些品格。把自己从有害的谎言中解放出来吧，用你的道德作为指南针来引导自己。

我们抗拒休息不仅仅是因为我们了解他人取得的成就，更是因为消费主义、饮食文化、健身文化、外貌

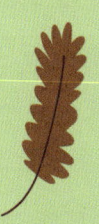

休息不是偷懒，
是调整自己的节奏。
人生是一场马拉松，
不是短跑冲刺。

主义和拼搏文化还会强行给我们灌输有毒信息，比如所谓的"不劳则无获""奋斗不能停""你打盹儿，你就输了""买得越多，变得更好"。看穿这些骗局，我们并不需要通过消费来获得平静。我们永远无法填满消费主义创造出来的需求的无底洞，直到我们意识到这个"洞"——需求根本不存在。

接下来，还有"攀比"。跟邻居攀比一直是个难题，而到了今天，在社交媒体的帮助下，我们不但看到邻居的草坪更绿，还看到邻居家漂亮的室内装饰，以及无数其他陌生人的家。所有这些社会攀比，激发了我们更多的欲望，或者说对落后的恐惧。在欲望被满足或恐惧被安抚之前，我们绝不会罢休。我们还看到各式各样的专家在分享他们的独特优势，似乎要成为"优秀"的人，这些专家提到的所有技能，我们都应该具备。我们应该像健身专家一样锻炼，像厨师一样烹饪，像艺术家一样创作，像心理学家一样为家人提供咨询，像企业家一样开拓事业。看着别人的高光时刻，我们会产生一种自卑感。当这些自我提升的要求都需要我们做到的时候，我们怎么可能休息呢？

也许，我们被机器包围这一事实让我们忘记了人并不是机器。我们是不是很少让手机的电量耗尽呢？要是我们也这么重视自己的电量就好了。

我们需要停下来问问自己：为什么我们觉得必须如此忙碌？从不断的嗡嗡声中，从不停地想要提高效率、清空收件箱、取得更多成就、获得更多东西的冲动中，我们究竟得到了什么？真相可能是：无休止的追逐是一种逃避。在某种意义上，保持忙碌是帮助我们逃避自己的想法和感受的一种有效方式。为了处理和消化我们的生活经历，我们必须"感受自己的感受"，而这唯一的出路就是直面它们。如果我们不给休息留出时间，我们就可能被迫把时间留给伤痛和疾病。那时，我们如何逃避自己的想法和感受呢？不过也请不要自怨自艾，因为在大多数人的成长过程中，很少有人能教我们如何应对难以处理或难以表达的情绪，但这是一项我们可以学会的技能，我也将在后续的工具包中与大家分享（参见本书第68页）。的确，在如今的生活节奏里，我们的时间有限，但我们可以把休息当作一条通往更有意义的生活的道路。

事情做得更少，但活得更加充实。

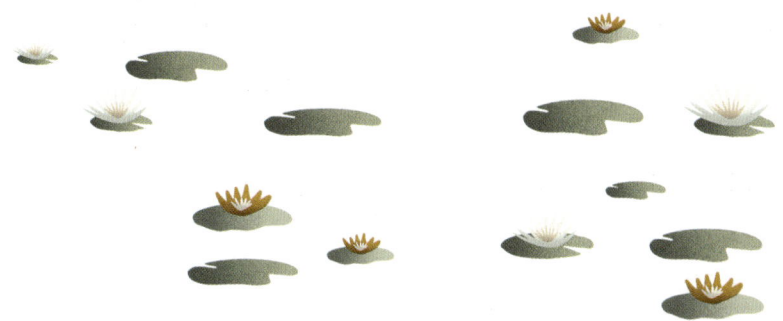

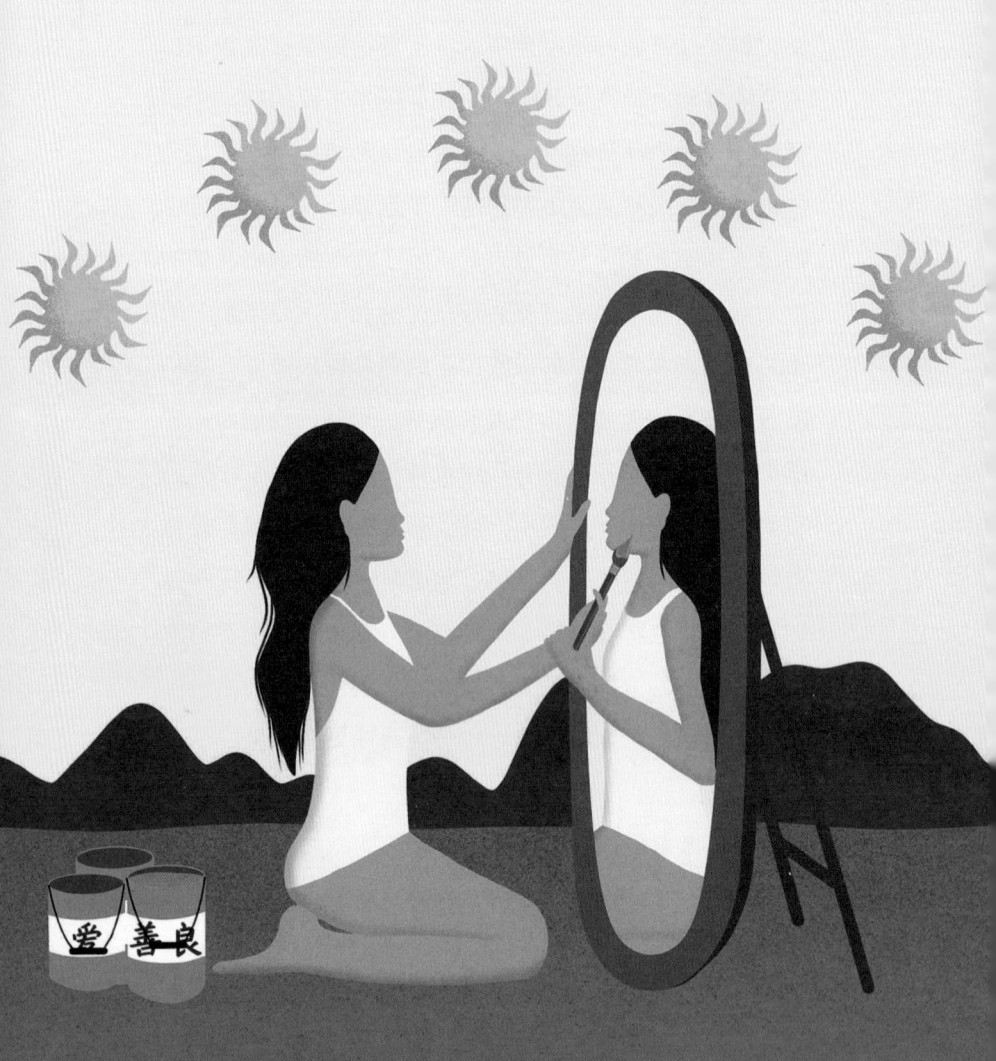

为什么我们即使允许自己休息,也还是很难真正做到?

事实是,休息真的很难做到。我们不仅要面对自己内心的批判,还必须面对他人不认可的目光、毫无帮助的评论和我们"应该克服"的建议。如果应对外界的评价是你获得休息的唯一障碍,那就让它们滑过你那如特氟龙般的"不粘"肩膀,直接跳到本书第138页关于健康边界的工具包,尽情地享受休息吧。

即使你意识到自己需要休息,也很难知道从哪里开始,以及如何找到最好的充能方式。如果你很难了解自己的需求或者不知道如何满足需求,请继续读下去!我已经为你准备好了框架和工具包。但我们要先确保没有自我设限。

你与休息的关系

在我向你分享一个全新的休息方法之前,我们先花些时间来探讨一下你是如何理解"休息"这个概念的。如果一开始就觉得休息没什么价值,没有意义,或者对休息的概念完全提不起兴趣,那么学习休息的方法就没有意义。所以,请你拿起纸和笔,也可以准备一个日记本,专门记录你在阅读这本书时的感想。

让我们开始吧:找个舒适的地方静下心来(毕竟,这本身就是一种放松的练习),然后写下你对以下这些问题的回答。

你认为休息是什么?

你从社会、媒体、工作场所和学习中吸收了哪些关于休息的信息?

当你听到"休息"这个词时，你会想到什么?

在你成长的过程中，周围的人如何向你示范休息的方式?
你的家人对休息持有什么样的态度?

休息对你来说意味着什么?
它对你的生活有什么帮助?

你可以休息吗?
你一般在什么时候休息?
你是怎样休息的呢?

你现在的休息方式是怎样的?
它对你有效吗?
有没有什么过去你经常做的事情，现在你想重新开始?
换言之，你有想尝试的新事物吗?
有没有什么你不想再做的事?

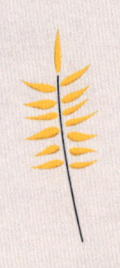

这是
"你狂野而珍贵的一生"。

——灵感来自玛丽·奥利弗

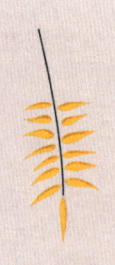

我的父母曾为我示范了丰富多彩的休息方式，我当时并没有意识到这是一个多么幸运的成长过程。我的父亲不但是一个努力工作的人，也是一个"努力休息"的人。他是一名精神科医生，开了一家私人诊所，工作繁忙。每个工作日，他都会抽空到大自然中安静地散步，以清醒头脑。跟朋友们相约一起跑步，每周跑两次，这是他的社交方式。到了周末，他肯定会午睡。我的母亲则是那家繁忙的医疗诊所背后起凝聚作用的"黏合剂"。她在休息的时候会去唱诗班唱歌，会去教堂、体育组织等团体做志愿者，她还会阅读、织毛衣，这些都是对健康非常有益的爱好。

　　我逐渐意识到这是父母给予我的一份真正的礼物，他们让我明白了休息是生活中必不可少的一部分，而且休息可以有许多不同的形式。当我还是一名年轻运动员的时候，我曾把做"高温瑜伽"当作一种放松方式。现在我40多岁了，我可以坦白地说，那会要了我的命，婴儿式的姿势更适合我。当我刚做妈妈时，我的休息变成了在瑜伽垫上睡觉，手放在心脏的位置，那时我才体会到休息提供给我的真正变革性的力量，特别是在我难以获得优质睡眠的时候，这种力量尤为明显。

　　现在，在写这本书的时候，我每天的恢复性训练从温和、轻松的慢跑开始，喝上一杯当地最好的咖啡，洗一个舒舒服服的热水澡，让我的身心做好准备。我会围绕自己的母亲和心理学家这两个角色一生中必须完成的任务写作一会儿,到了下午,我会去散步。感觉上我好像在拖延,但事实上,这是我写作过程的重要组成部分,让我有时间在精神上进行处理、消化和编辑。

这是硕果累累的时刻!有时我会刻意不去想写作,休息一下;有时我会利用这段时间进行筛选和分类,用手机记笔记——不同的时间采取不同的行为。我可以因为休息而感到内疚,但我也可以承认这对我来说是一项有用的策略,并从中汲取精华。在一个星期里,我会分别安排瑜伽呼吸冥想[1](一种引导放松的方式)、肯定疗法、自然疗法,以及与亲人进行交流。

但这只是我人生的一个篇章。我也有过这样的经历:独自上厕所似乎只是一个梦,根本没有时间停下来。我明白的,我深有同感。

在人生旅途中,我们可能会发现我们对休息的需求发生了变化。那些我们在年轻时能硬闯过去的事情,可能会在未来限制我们的脚步。随着年龄的增长,我们可能会发现我们要更加留心。无论是年龄、疲劳、损失的累积还是

---

[1] 原文中此处为 yoga nidra,可被翻译为"瑜伽呼吸冥想"或"瑜伽睡眠冥想",是一种深度放松和冥想的练习,结合了放松身体、调节呼吸和专注力训练等元素。在瑜伽呼吸冥想中,你会被引导进入一种类似睡眠的状态,但你的意识是清醒的;通过重复的引导语、意象和意识流的练习,你能够放松身体、舒缓压力、平静思绪,并在意识的边界更深入地探索内在体验。瑜伽呼吸冥想被认为有助于减轻焦虑、改善睡眠和平衡身心,常用于放松、恢复和促进身心健康。

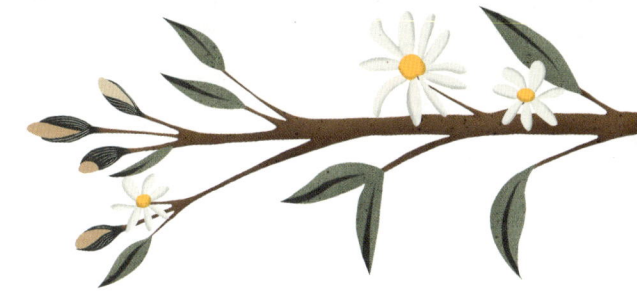

生活经历和责任的重压，我们都需要学着去尊重，尊重自己对暂停和重新调整的需求。不要抗拒它，抗拒只会增加我们的负担，与它和平相处吧。这很正常，我们没有任何问题，我们只是需要一个多功能的工具包。

休息不仅仅是喘口气，它的意义远不止于此。休息的核心是自我意识、自我悲悯和自我善待，实际上它关乎我们与自己的关系，稍后我们会讲到这部分内容。

近几十年来，我们对运动的看法发生了翻天覆地的变化。我们普遍认识到，锻炼不一定是惩罚性的，也可以是有益的。我们知道了情绪如同肌肉，需要通过运动来改善。

阿里安娜·赫芬顿和马修·沃克等作家彻底改变了我们对睡眠的认识。在原则上，即使尚未付诸实践，我们的睡眠需求也得到了更多的尊重。越来越多的人认识到自己需要通过睡眠来保持头脑清醒以及人体健康机能的各个方面。但休息呢？看看第28～29页中你对休息的看法，我敢打赌你会看到人们对休息的刻板印象——包括我们如何看待休息以及我们休息时的感受。我希望你忘记所有关于休息的说法，除非这些说法对你有用。是时候尊重休息了，如果你现在还觉得有些牵强，我们至少让它正常化，对吧？

让我们从头开始，首先，打破一些谬见。

关于休息的误区

休息是在偷懒。

休息可能显得懒惰，但这并不意味着休息是不明智的或没有意义。闲下来确实对健康有一些好处——可以说，让身体得到休息，让思绪有空间自由游荡。这种放松的休息可以提高创造力、记忆力和解决问题的能力。

不要把休息等同于静坐、无所事事，休息也可以是有营养的活动。对一些人来说，休息必须付出努力。休息需要很强的自律！你试过每天冥想或练习瑜伽吗？说起来容易，做起来难。调整自己的节奏并承诺自己一定会休息需要勤奋、勇气和洞察力。让我们重新定义一下：休息是必要的，休息是明智的。我们不是无所事事，我们是在休息。

休息时间很无聊。

休息可以是有吸引力的、鼓舞人心的、迷人的。休息是反思和自我表达的机会。休息不一定要一个人进行，和朋友一起玩得开心也可以恢复精力。我们来重新定义一下：休息就是自由，休息就像我们想要的那样有趣。

休息是在浪费时间。

休息无助于"赚钱",所以是浪费时间……我们来看看这个问题。休息可以提高注意力,提高表现力,增强人们的决策能力。当人们休息好再回到工作中时,人们犯的错误会更少,工作质量也会更高,从而节省时间。我觉得这听起来不像是浪费,而是在提升人们的收入潜力。让我们重新定义一下:休息是节省时间。

休息是毫无意义的。

要明白,休息能滋养健康和恢复能量。一天下来没有休息,没有健康,我们还剩下什么呢?休息是非常有意义的。

我们会因为手机需要充电而责备它吗?我们会抱怨汽车需要燃料吗?我们不是机器人,我们必须休息。我们来重新定义一下:休息就是能量管理。

休息不会带来任何收益。

休息的行为在表面上看起来是没有收益的,但是看看表面之下发生了什么,我们会看到一系列建设性的行动。新的血细胞在生成,身体在愈合,甚至大脑正在重组。休息之后,人们可以更好地展现自己,在人们所珍视的每一个角色中展现出人们渴望成为的样子。休息是疗愈、恢复和平衡。当努力得到的回报越来越少时，休息可能是最有成效的事情。知道什么时候停止工作，休息一下，然后精力充沛地回来。让我们重新定义：休息是卓有成效的。

休息是放纵和奢侈的。

有些恢复行为是令人愉悦的享受，但它绝对不是多余的，这种享受给予我们勇气和毅力。休息的必要性毋庸置疑。如果进食、补充水分、运动和睡眠都不算奢侈，那么满足我们的休息需求也不应该是奢侈的事。让我们重新定义一下：休息是人类的基本需求，休息是良药。

我没有时间休息。

我明白你的意思，也许你没有多余的时间休息，但是休息并不需要耗费太多时间。短暂的休息也非常有效：只需一次深呼吸便能舒缓人们的神经系统。一项研究表明，看自然景色40秒就可以提高注意力；另一项研究表明，暂停10秒就可以提高表现。你可以按照自己已经在做的事情来安排休息——书中的工具包将为你提供做到这一点的具体例子。正如我们已经看到的，休息可以提高你完成工作的能力，所以请记住，休息可以节省时间。把"我的时间不够用"这种无用的陈词滥调改

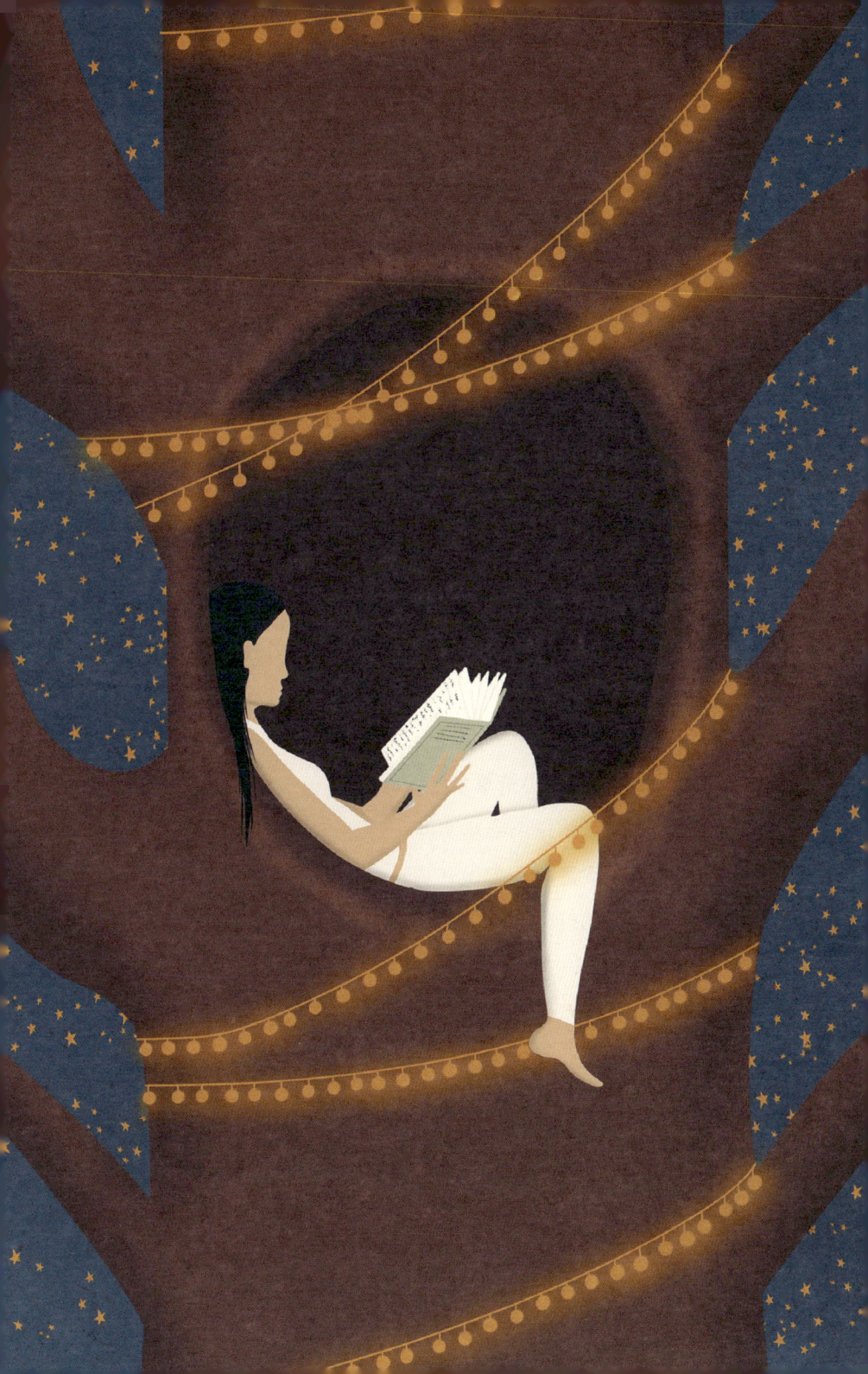

成"我有我需要的所有时间，我完全有空，不需要额外的时间，我可以稍微休息一下"。

我睡得很好，不需要休息。

睡眠只是休息的一种形式。有时候我们可能睡得很好，但仍然感到疲劳或失衡，所以只有好的睡眠是不够的。当你回忆起无处不在的噪声和视觉刺激时，单靠一整夜的睡眠并不够。我们在白天需要休息来放松我们的感官，从压力中恢复过来。为了和谐的感受，我们需要在一天之中进行多样化的社交活动、体力活动和脑力活动。让我们来重新定义：我们需要休息来调整我们的一天。

我必须做完待办清单才能休息。

能不能接受一个事实：并不存在一份彻底完成的待办清单？不需要我们做任何事的那一天，是我们死去的那一天。琐事总是做不完的，在我们清理完收件箱后，又会有一封邮件弹出来，又会有一张学校表格要填写，又会有一顿饭要做。在需要休息时，暂停工作并补充能量，而不是在电量耗尽无法继续时才停下来。事情没有做完的话，难道我们不允许自己吃饭、喝水、上厕所或睡觉吗？诚然，有时我们确实会推迟这

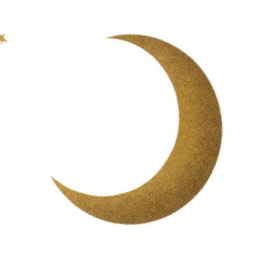

些事情，但请注意，当我们想上厕所的时候，我们会很难集中注意力工作，当我们饥饿或口渴时，保持清醒思考就更难了。休息也不例外。给自己 60 秒的喘息时间，大脑就能清醒过来。神奇的是，我们休息得越多，结果往往会越好。

让我们重新定义一下：休息就是调整自己的节奏。当我们需要休息的时候，休息是明智的。休息不是分散注意力，而是充电和重新集中注意力的机会。

我必须满足了其他人的需求，才能休息。

休息可以让我们停下来，舒缓我们的神经系统，获得新的视角。有了这些全新的视角，我们会对他人的行为做出更善意的归因，我们会收获耐心和同理心，产生更温和的自我对话，我们还能想象出一大堆其他的选择或解决方案，而这些都是我们在忙碌的时候无法实现的。休息不仅有益于我们，也有益于我们在生活中接触到的每一个人。让我们重新定义这一点：休息让我们成为最好的自己。

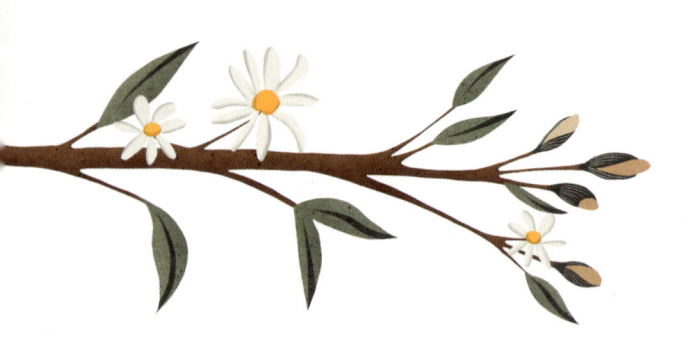

我不配休息。

我们在"必须赢得休息时间"的观念中听到了这种附和,但有时无论我们在一天中取得了什么成就,我们仍然觉得自己不配享受休息。这种"不配得感"需要完全摒弃。作为婴儿,我们来到这个世界上,哭喊着我们的需要,没有任何负罪感。后来我们逐渐认识到养育者对我们某些行为的反应更好,但我们提出需求的权利和这些需求被满足的价值从未改变。

每个婴儿都值得被爱和被关注。不管别人对你说了什么,不管你在人生路上学到了什么,我们之间没有什么不同。你会对你所爱的人,或者你在街上看到的其他人许下怎样的愿望?请为自己也许下同样的愿望。"你值得被温柔对待,值得得到关爱和休息。"请再读一遍,每天都要读。即使你现在不相信这些话,也要采取富有同情心的行动,也许有一天你会相信。让我们重新定义一下这个问题:休息是我们应得的,我们允许自己休息。

休息既辛苦又不舒适。

好吧,坦白跟你说,这个可能是真的,但不一定总是真的。我永远不会忘记我的第一堂冥想课。我的身体因疼痛和痛苦而尖叫,我的脑海里充满了回忆、想法和感受,这些感觉仿佛会一直持续下去。老实说,这对我的身心都是一种暴力。

休息会带来一些不和谐的内心体验,而当我们忙于其他事时,我们甚至不会注意到这些体验。事实上,许多人保持忙碌是为了避免孤独、愤怒和悲伤等复杂的感受。研究表明,有些人宁愿被电击,也不愿什么都不做地面对自己的想法!慢慢来,按最省事的方式来就可以。我们可以通过听音乐或欣赏大自然的美景来休息。你将在这本书中找到大量可操作的方法,然后你可以选出那些能引起你共鸣的内容。让我们重新定义一下:休息可能具有挑战性,但没关系,我们正在学习和成长,我们可以选择对自己来说感觉良好的休息方式。

我不知道怎么休息。

没关系,我们不仅要培养你的技能,还要针对不同的目的,制作一些非常实用的、规范的休息工具包。跟上我,我们来重新定义:休息是一项可以培养的技能。

什么是休息？

我们知道，休息并不仅限于一个人躺着什么也不干，它也可以是积极的、充满活力的，可以在他人的陪伴下享受休息。我们知道，休息可以有很多不同的形式，能让我们产生共鸣的事物可能与别人喜欢的事物完全不同，我们今天觉得让人放松的事物可能与明天吸引我们的事物完全不同。尽管休息的方式有非常大的差别，但是，它们的共通点是什么呢？

我想和大家分享的新方法是，把休息视为重启的机会。休息是任何能让我们恢复平衡、和谐或平静状态的行为。

休息有时候是让人放松，有时候可能是温和地挑战思想或身体。如果你度过了吵闹而忙碌的一天，那么，安静的休息时间会让你恢复活力；如果你站了一整天，那么，你可能需要柔和的运动来促进血液循环，然后再站起来；如果你一直专注于严肃而重要的工作，琐事和废话可能会让你恢复平衡；经过久坐一天的会议后，和朋友一起散步可能会帮你重新找回最佳状态；一位精疲力竭的新手妈妈可能会觉得独处空间宛若天堂；晚上做一道新菜可能是输入烦琐数据一整天的完美解药。回想

去一个让你
感觉最有活力的
地方。

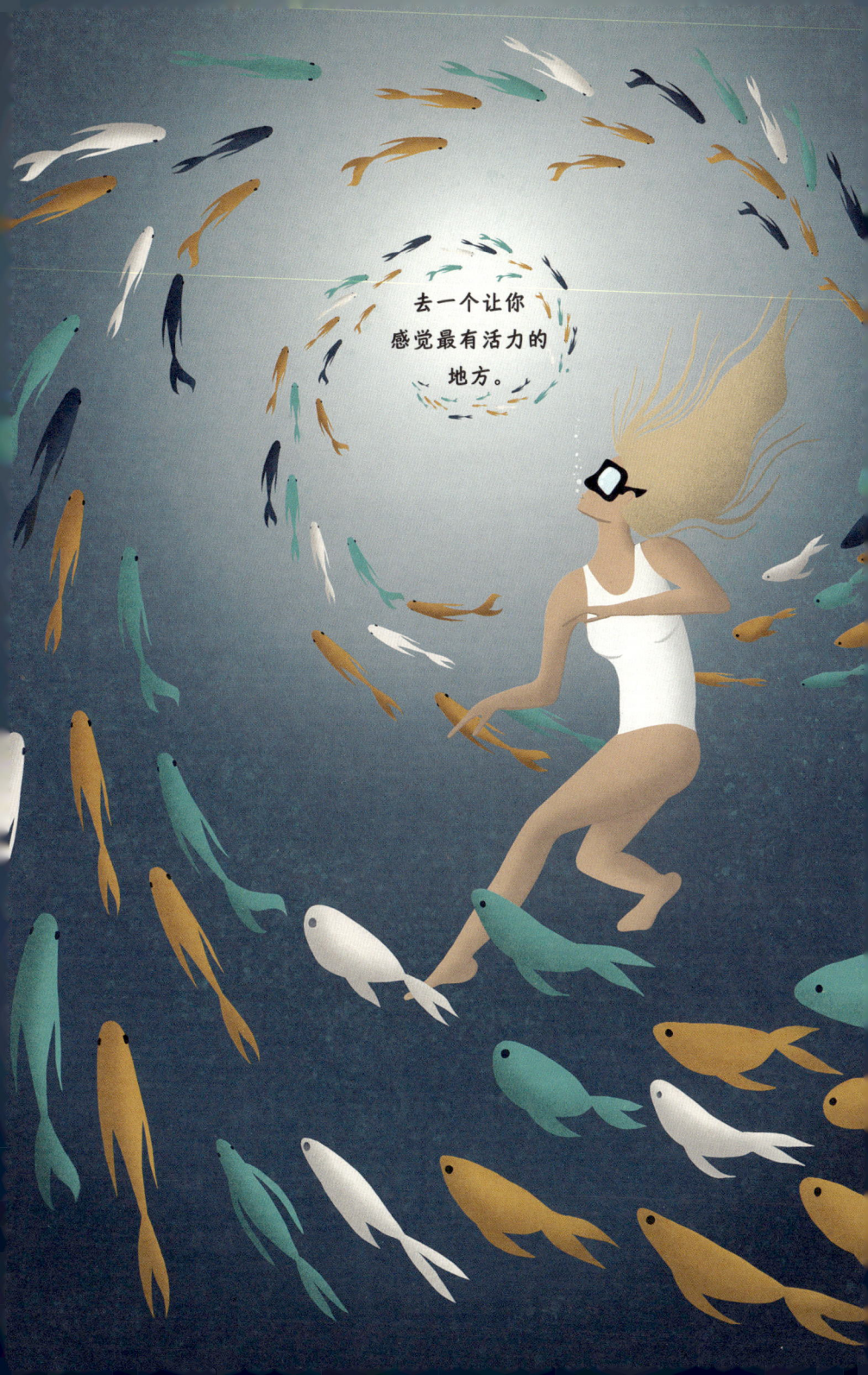

一下一天中发生的事情、你所处的环境、你如何运用身心，并考虑什么样的行动可以帮助你重新调整，这就是休息。

休息不但可以是一种恢复或者补偿的方式，也可以是一种主动为那些即将在一天、一周或未来几个月内发生的事情做准备的方式。第二天要进行演讲，可以在前一晚吃一顿营养丰富的晚餐并早睡；晚上有应酬，可以躺在地板上，双腿靠墙10分钟。休息是管理精力和学习如何调整节奏的重要组成部分。

定义"休息"还有一些其他的基本原则。有时，当我们谈论其对立面时，我们更容易看到它们。休息不是惩罚性的、攻击性的、竞争性的或咄咄逼人的。休息不需要努力或野心。即使是最能带来滋养的活动，也可能会因为我们的行为方式或者自我对话而变得令人疲惫不堪。洗澡的时候，不论是反复思考我们的待办清单，还是因为洗澡而责备自己，都很难让我们平静下来。休息是富有同情心、温柔且关怀的——休息的核心是我们的幸福。

其他休息要点包括控制、选择和多样性。

控制是决定某件事能否让人放松的一个重要因素——如果我们能控制自己的节奏和路线，散步就会让人放松；如果强度合适，瑜伽课就会让人放松。

选择也很重要——如果我们想做某件事，那么这件事做起来会让人感觉更放松。被迫去做某件事则很难有同样的效果。躺下休息的想法可能看起来很美好，但如果询问那些卧病在床的患者对躺下的感受，我们会得到不同的答案。

多样性也很重要——就像我们改变锻炼方式以防身体进入平台期一样，我们根据自己的需求，以个人的喜好为指导去进行不同的休息，从中获益并达到重启的目的。

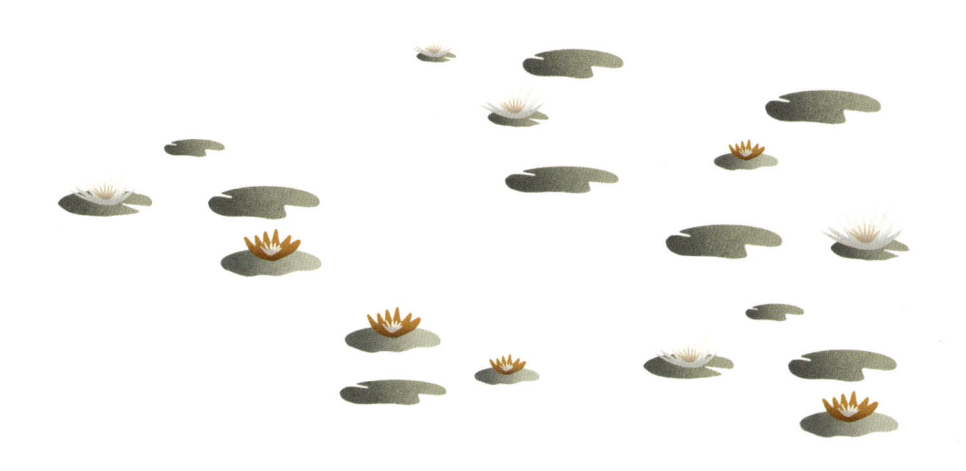

有关休息及其益处的一些词语

补充

恢复常态

重新激活

痊愈

再生

更新

激发活力

复原

充电

和谐

集中

重启

修复

恢复活力

提神

暂停

重新调整

安抚

冷静

放松

焕发新生

为什么休息很重要?

以下是休息的一些好处。
想一想你有哪些个人见解可以添加到列表中。

毫无疑问,你的睡眠能力与休息能力直接相关。熟练掌握休息的艺术,你会发现自己不仅更容易入睡,**睡眠质量还会提高。**

休息有助于细胞解毒和新陈代谢。

休息可以给你充电,帮助你应对一天中不可避免的挑战。

休息可以让你头脑清醒,精神焕发,提高注意力,提高解决问题的能力、意志力和创造力——所有这些都可以提高你的工作效率。太极和冥想等恢复性练习已被证明可以改变大脑的结构。**即使是简单的阅读行为也可以降低血压和精神压力。**

休息可以培养你的同理心，为你提供与他人建立有意义的联结的机会，不仅有利于身体健康，也有利于人际关系的良好发展。

休息可以促进免疫系统的健康运作。

舒适的休息时间能让你处理和消化情绪，找到不同的视角，帮助你治愈创伤。

休息让你有空间和自由来表达自己，反思自己，发展自我洞察力，明确什么对你是重要的。调整心态，按照自己的价值观生活，就会获得内心的平静。你不仅需要头脑和身体的休息，还需要心灵和灵魂的休息。

进行休息练习可以培养你在压力大、焦虑、失落和环境变化时进入平静状态的能力，并帮助你在事后恢复平静。

休息可以让身体得到恢复和再生，提高你的表现力。

各位家长，如果你不能为自己休息，那就为孩子们休息吧！在休息方面，你为他们树立了什么榜样，保护他们免受吃苦文化的影响，并帮助他们避免未来的倦怠？我们教了孩子如何安全过马路和均衡饮食，他们还需要学习如何驾驭和消化巨大的情绪，这正是我们在休息时要做的事。所以，告诉他们没关系，告诉他们怎样更好地休息，和他们一起休息吧。

如果你需要更多的动力来调整你的日常生活，让我们看看当我们不休息时会发生什么。

我们容易遭受诸多困境。

◎ 睡眠困难。

◎ 疼痛。

◎ 紧张。

◎ 疲劳和嗜睡。

◎ 不堪重负和倦怠。

◎ 压力。

◎ 焦虑。

◎ 抑郁。

◎ 疾病。

◎ 受伤。

◎ 意外事故。

◎ 犯错。

生活就是坚持和放手之间的平衡。

——鲁米

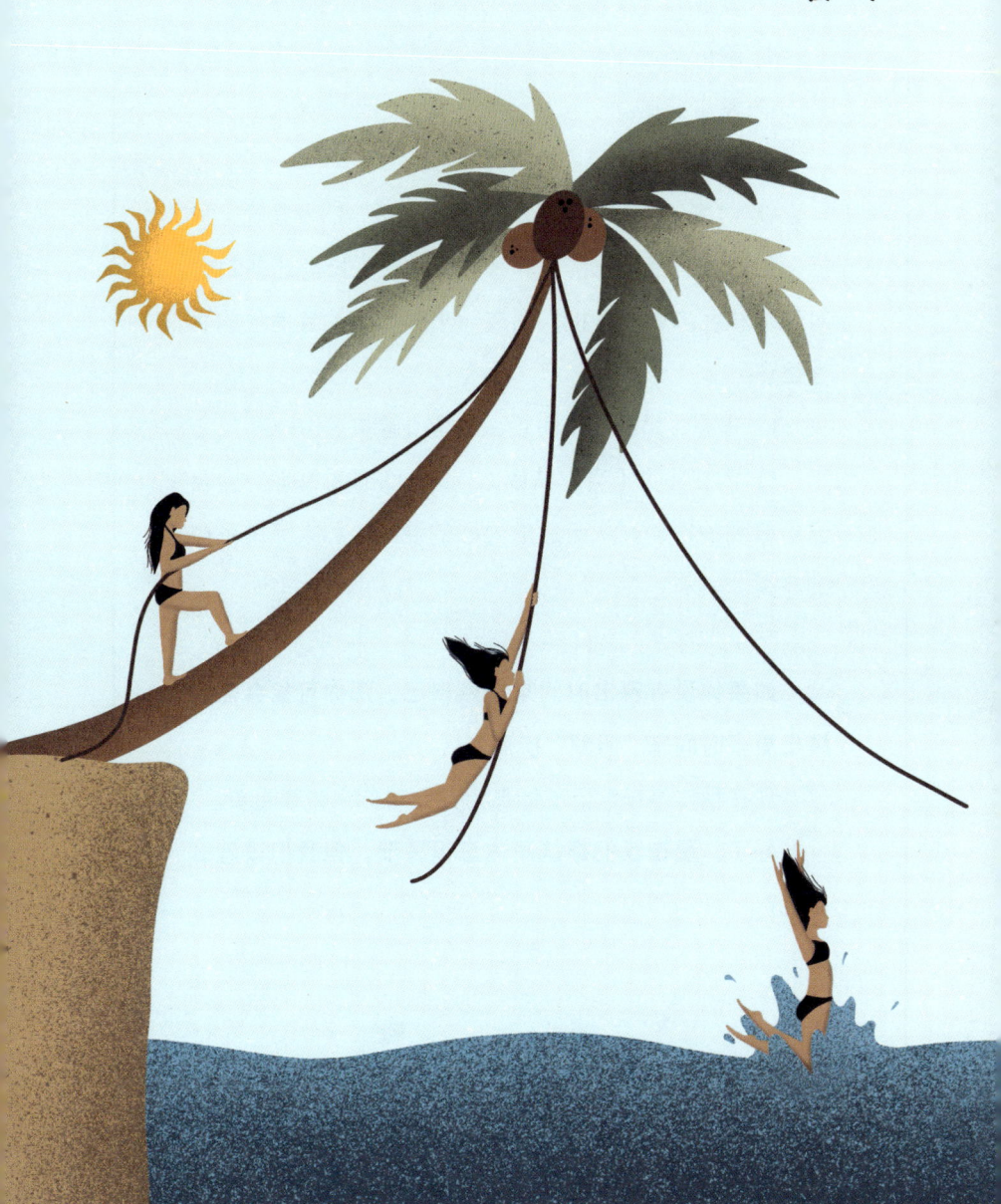

◎ 决策疲劳。

◎ 专注力、注意力和动力下降，降低工作效率。

◎ 缺乏创造力。

◎ 意志减退。

◎ 无法延迟满足。

◎ 过度依赖补偿性行为来度过白天，然后在晚上放松，如咖啡、糖、酒精、屏幕、网购……所有这些都会对健康和经济造成负担，形成一个实质性的且危险的恶性循环。

◎ 愤怒、烦躁、不耐烦、同理心缺失。

◎ 内在冲突（当你精疲力竭时，你很难采取符合自己价值观的行动，从而造成内心的混乱）和人际关系中的冲突。

如果你没有腾出时间来照顾自己，那你可能会需要腾出更多时间来"照顾"疾病。

现在稍作停顿，记下休息为什么对你来说很重要。

好了，现在我们都认同休息很重要，但我们该怎么做呢？

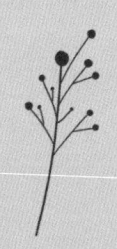

也许你不需要
更用力，
你只是需要
多休息一会儿，
或者稍微放手一点儿？

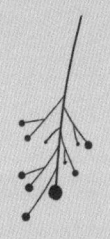

休息的8个支柱法

就像营养和运动一样,休息并没有放之四海而皆准的方法——我们都有自己的需求、目标、偏好、兴趣、优势和敏感区。我需要的和你需要的不一样,你今天需要的和你明天需要的也可能会完全不同。

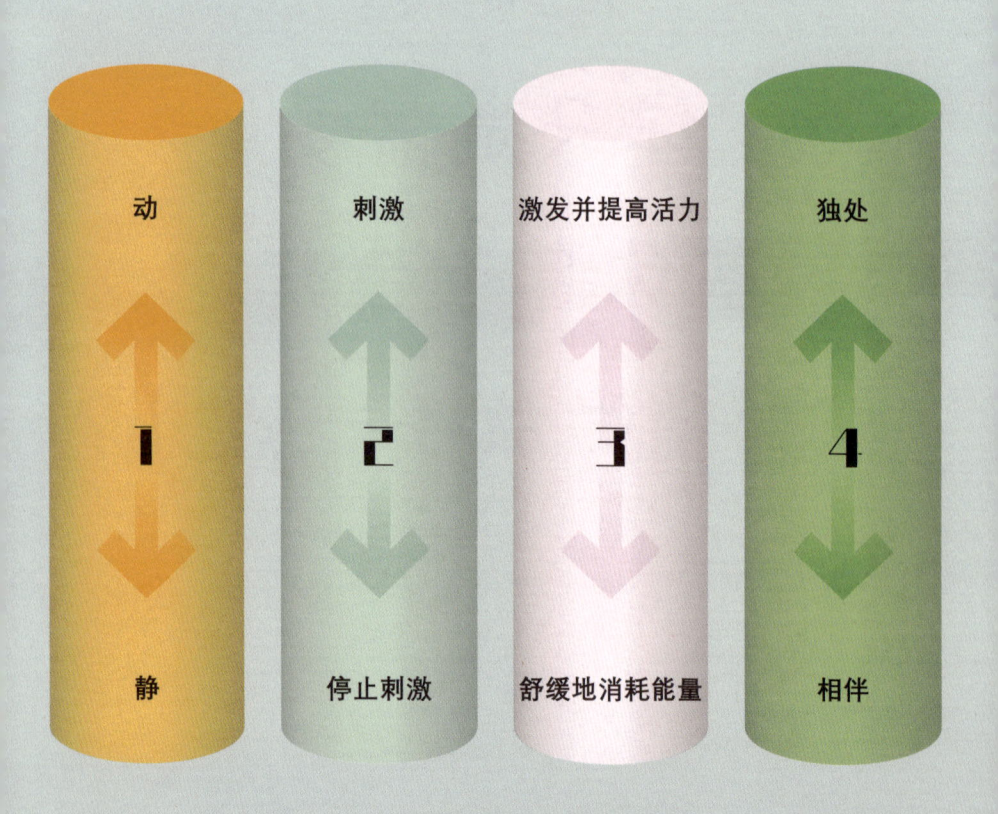

1	2	3	4
动	刺激	激发并提高活力	独处
静	停止刺激	舒缓地消耗能量	相伴

如果你在网上搜索"休息"这个词,你很可能会看到不同的分类法。休息可以分为被动的休息和主动的休息,这是很简单易懂的一种分类;还可以分为精神、身体、社交、心灵、感官、情感和创造性的休息。如果这些分类法能帮到你,你可以用它们作指导,不过有时候,它们可能会让你产生一些困惑。

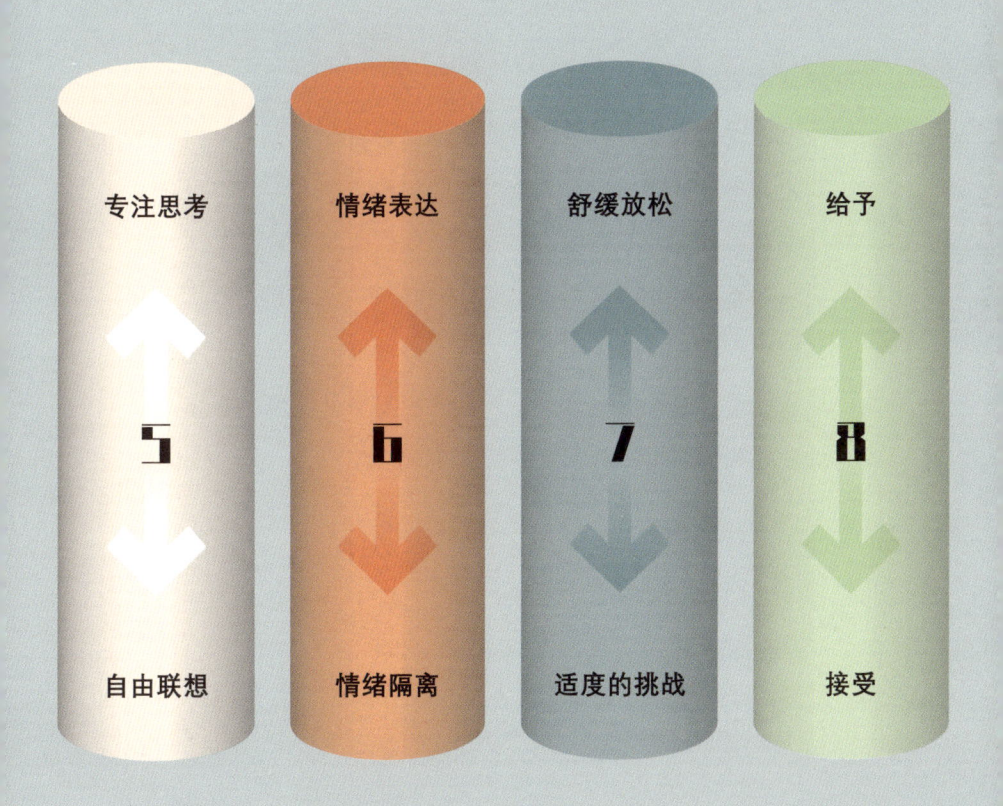

专注思考	情绪表达	舒缓放松	给予
5	6	7	8
自由联想	情绪隔离	适度的挑战	接受

例如，身体上的休息是散步还是以挺尸式瑜伽的姿势躺着？同样，精神休息可以是在沙发上发呆，也可以是学习一门新语言。我并没有把休息简单地分类，而是根据休息的支柱想出了一个新的方法——注意"支柱"这个词给人一种支持的感觉。这正是我们想要的休息——帮助我们管理一天的脚手架。

支柱法是具体、实用的休息方法，可以让你的身心恢复平衡。我已经确定了8个支柱，但这个列表并不详尽。实际上，你可以调整这些支柱，让它们更适合你，你也可以添加自己的支柱。这些支柱将帮助你确定你此刻需要的休息方式。

要注意的是，每根柱子的两端并没有优劣之分——静止并不比运动更好。凡事都看时机和目的，完全取决于你需要什么，不要把这些支柱看作你需要平衡的跷跷板。例如，你并不需要静坐20分钟后再运动20分钟。另一个例子是，独处和相伴的取舍与抉择因人而异，这取决于对你来说怎么做更管用。这些支柱只是用来帮你确定哪些行动能让你恢复平衡或平静的感觉。

1. 动与静

你今天运动得多吗？如果你一直在运动，那这些运动是剧烈的、积极的还是缓慢而温和的？如果你没有运动，那你在坐着还是站着？你如何利用动与静来让自己恢复平衡？

2. 刺激或停止刺激

你今天如何运用你的感官？看电子屏幕的时间多吗？你的眼睛或耳朵需要休息吗？你需要不同种类的刺激吗？你是否更想听音乐而不想聊天？你所处的环境是喧闹的、繁忙的、明亮的，还是安静的、沉闷的？如果你一直待在城市环境或室内，那你可能需要亲近大自然来提神。

3. 激发并提高活力，还是舒缓地消耗能量

人们很容易将休息与放松等同起来，但有时我们需要释放多余的能量来建立"平静"的感觉。你觉得自己是需要补充能量，还是感到紧张而需要释放能量呢？

4. 独处或相伴

回想一下你与其他人的互动,你是喜欢独处还是跟人相伴?哪一种会让你感觉更和谐?考虑一下你想要怎样的联结。也许经过一天的虚拟社交后,你需要面对面的交流或爱的抚摸。有时我们只是想要一种陪伴的感觉,肩并肩坐着或一起行走,或者拥有宠物的陪伴。保持休息方式的多样性,最大限度地发挥其效益。

5. 专注思考或自由联想

休息并不等于"关机",有时候它可以是让你感觉良好的刻意专注,比如反思性写作或拼图。你刚刚做了哪些脑力活动,是结构化的、费力的,还是流动的、无意识的?如果你一整天都在做复杂的计算或解决问题,那么你可能需要检查自己的精神状况。

发呆可能是一剂良药,也可能是一种引导式冥想,尝试在不同的日子做不同的事情吧。

6. 情绪表达或情绪隔离

承认自己的情绪会有帮助吗?你今天已经受够了那些情绪,分散注意力会对你有帮助吗?你的心需要什么来重启?

7. 舒缓放松还是适度的挑战

你渴望熟悉事物带来的舒适感还是新鲜的事物？如果你度过了单调无聊的一天，也许一部令人惊叹的纪录片或一项创造性的活动会让你精神焕发。如果你今天做了一场糟糕的演讲，也许一集你最喜欢的喜剧会让你重新振作起来。有时候，化妆、穿戴整齐让人感觉精神抖擞；但有时候，穿睡衣才是真正的过日子。

8. 给予或接受

你是否一整天都在关注外部，关心、满足、照顾他人的需要？你现在是否需要空间来向内审视，让自己在这一支柱上恢复平衡？对教师、父母、护理人员以及健康和福利从业者等担任护理角色的人来说，这一支柱尤为重要，因为他们花费了大量时间来关注他人的需求。对那些认为自己的工作没有融入个人价值观的人、退休或没有工作的人来说，它也很重要。为他人服务，无论是做慈善工作、志愿服务还是参与当地的体育运动或球探，都可以很好地分散个人注意力，帮助我们找到新的视角并为生活带来丰富的目标。简单来说，有时外卖能"治病"，但其他时候，为家人精心准备一顿家常便饭也会让你精神焕发。这一切都与平衡和多样性有关。

如何做到休息重启：培养基本技能

休息以重启是一个我们每个人都可以学习的过程——要做的就是注意到你的需求，然后采取恢复或预防措施。

熟悉"悲悯"这一概念的人，会在这里看到一些美丽的镜像。

悲悯是一项经常被谈论的技能，但它经常被误解——它不只是同情，并不是共情，也不是怜悯。悲悯是对痛苦的敏感加上想要帮助对方减轻或避免痛苦的动机——它不仅仅是"注意到"，它是一种助人的渴望，包括实际的行动。

休息以重启同样会注意到我们需要什么，并采取行动让我们恢复平静与平衡。通过这种休息方式，我们可以培养自我悲悯的技能，关爱地照顾自己作为人类的需求，逐步以恢复性的行为来治愈我们与自己的关系。我希望你开始看到悲悯给你的生活带来的美好影响——它确实会带来转变。

流程中的障碍是什么？

没有注意到。 我们有多少次直到疼痛或疾病阻止我们前进才采取行动？我们甚至没有注意到自己已经脱水，直到明显的头痛提醒我们。我们可以学会集中注意力。

不允许自己采取恢复行动。 记住：每个人都很重要，你很重要，你该休息了。即使你不相信我，也要采取温和的行动，看看会发生什么。如果你不这样做，后果会是什么？你来选，这是你宝贵的生命！

不知道该采取什么样的行动。 别担心，工具包中有很多解决方案！

养成休息的习惯

通过了解早期预警信号，培养出注意自己需求的能力。你的身心如何提醒你该休息了？你的疲惫是如何表现的？仔细观察——是否表现在你的情绪、精力、耐心、拖延、紧张、睡不踏实、免疫反应、消化、注意力、头痛、紧张等方面？你会在心里批评自己吗？是否有查看手机的冲动？你是缺乏坚持还是被坚持影响了人际关系？尝试花几周的时间写一写日记，这些预警信号就会变得明显而清晰。留意这些信息，诀窍是稍有迹象就采取行动。如果你想等到预警信号更明显才行动，那就需要更多的时间和精力来重启。聪明一点儿，带着同情心，调整自己的节奏。

下一步是养成自我反思的习惯。一开始你可能需要一些框架，甚至一些提醒。我不建议给自己设闹钟——很少有人要靠"嘀嘀嘀"的提醒声才能采取行动。我建议，你可以在一天中各个重要时间段的间隔里，与自己进行一次5分钟的"约会"。或者在你经常看到的地方，例如冰箱、电脑、沙发或床边，留下温馨提示。你甚至可以将反思与日常活动结合起来，例如在办公桌前

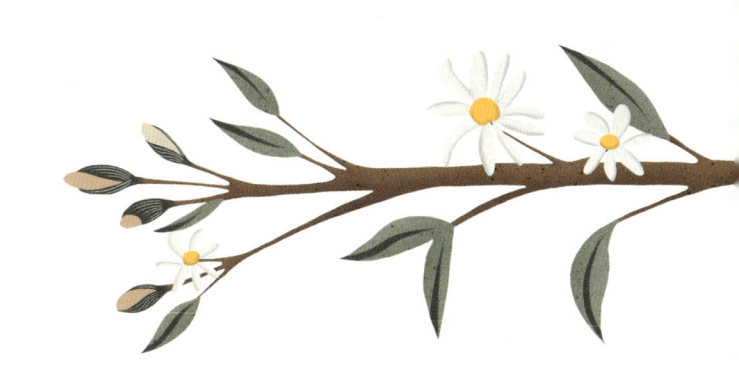

坐下来的时候，先进行自我反思，再看电子邮件。你的睡眠如何？今天早上过得疯狂还是平静？接下来的一天你会做什么？现在有没有一种恢复活力的行动可以帮助你为这一天重启自己或者有所准备？你可以将反思跟上厕所、茶歇这样的琐碎时刻，以及一天当中其他的重要时刻结合起来，例如午餐时间、接孩子前或下班打卡的时候（温馨提醒：这样做确实可行）。

　　反思方式没有对错之分。看看你的身体、思想、情绪中出现了什么。你可以使用支柱（参见本书第54页）来帮助自己确定感受。这项技能可以通过练习来培养，因此，请注意你的觉知是如何随着时间的推移而加深。使用疲倦或感觉"糟糕"这类模糊表达，不如使用丰富的词汇去描述你的感受，这会给你带来更多的帮助。试试看，你能否更深入地挖掘自己的感受。

　　使用同义词库或下一页的情感轮来获取一些想法。当内疚感出现时（这是不可避免的），请返回第28页和第48页查看提示，并重新考虑休息对生活的帮助。

情感轮

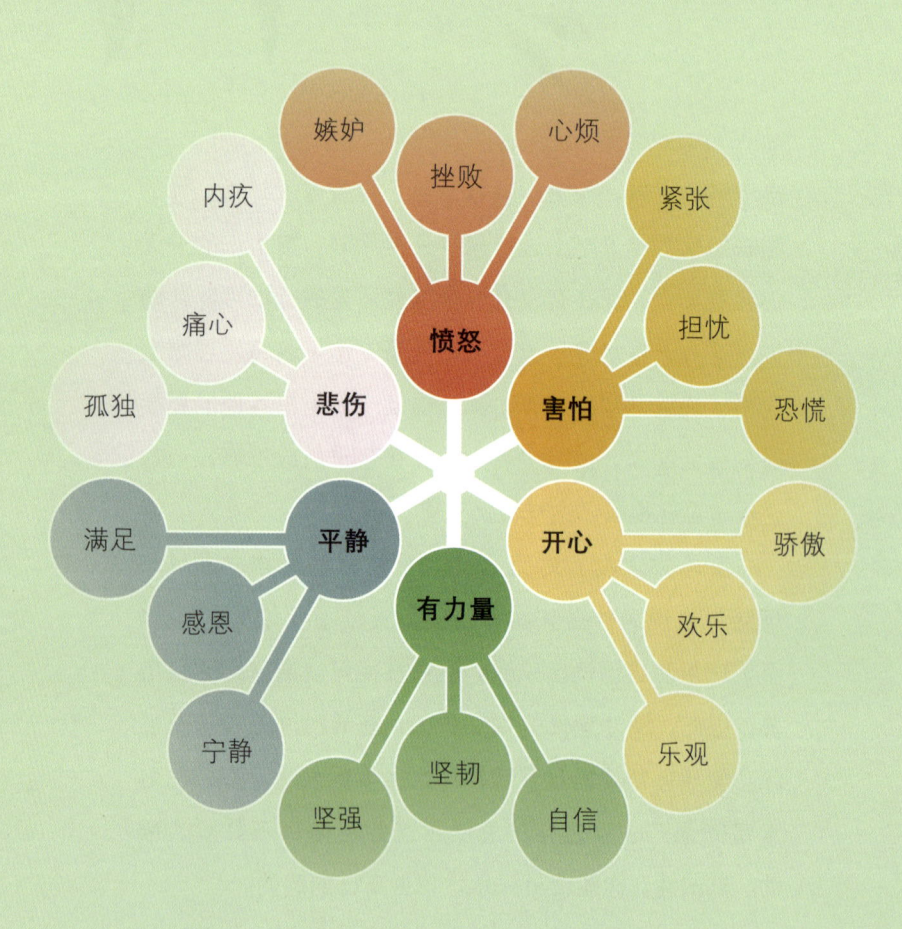

- 愤怒：嫉妒、挫败、心烦
- 害怕：紧张、担忧、恐慌
- 悲伤：内疚、痛心、孤独
- 平静：满足、感恩、宁静
- 有力量：坚强、坚韧、自信
- 开心：骄傲、欢乐、乐观

如果需要不断提醒，也没有关系。本书第142页的工具包也会帮助你在无法停止内疚的时候得到休息。

我们知道休息是私人的事，因此，最有效的方法是根据你的需求和偏好构建一些实用工具包，并在紧要关头用作参考。最好能把它们写下来，因为我们都知道，在精力萎靡的时候，保持头脑清醒非常困难。如果工具包的内容足够具体，在你疲惫的时候，比如你没空休息的时候或者睡眠质量很差的时候，这样的工具包将极大地帮助你恢复能量。好消息是，我已经创建了一堆这样的工具包供你使用和制作。

记住，不要等到累得不行了才行动。身体出现预警信号时就休息，更好的策略是，像开会、午休或接孩子一样，把休息时间安排到日程表里。休息以重启很快就会成为一种新的生活方式，维护你的健康并将快乐最大化！

现在，我们来为休息作一些明确的指导。

第二章
定制你的休息"处方"

必不可少的
休息工具包

欢迎来到休息之道!

这个路线图首先会带你完成与休息相关的常见练习(如小睡、冥想和亲近大自然),并向你展示如何让它们的作用发挥到最大。老实说,在某些情况下,喝一杯酒或者浏览社交媒体这些行为,并不像想象中那么有营养,我们可以考虑用其他更有活力的方案来代替。我们还将探索如何让日常活动更轻松——有些方法可能会让你大吃一惊!然后,我们会对休息提供非常具体的方法指导,探索使用的方法,让你在疲惫、孤独或焦虑时可以恢复平衡。我们还会提供工具包,让你在希望有所改变的时候,例如想小憩来恢复精力或立即提升自信时,都能用得上。

你可以通读这些内容,或者使用快速简便的索引来"一目了然"地找到相关工具包。

工具包索引

| 让常见的恢复练习更有效：

- ◎ 小睡　70 页
- ◎ 呼吸　76 页
- ◎ 冥想　80 页
- ◎ 大自然　84 页

| 让日常活动更放松：

- ◎ 厕所小憩　89 页
- ◎ 跑步　90 页
- ◎ 运动后恢复　92 页
- ◎ 空闲时间　95 页
- ◎ 家务　96 页

| 无法恢复精力的时候，其他休息办法：

- ◎ 放下手机　98 页
- ◎ 酒的替代品　101 页

| 如何应对以下感觉：

- ◎ 疲惫且时间紧迫　104 页
- ◎ 忙得不可开交　107 页
- ◎ 午后大脑短路　108 页
- ◎ 筋疲力尽　113 页
- ◎ 身体上的疼痛　114 页
- ◎ 情绪上的痛苦　118 页
- ◎ 感官超载　122 页
- ◎ 焦虑　124 页
- ◎ 孤独　129 页
- ◎ 内疚　142 页

| 如何获得以下感觉：

- ◎ 放松　76 页
- ◎ 精力充沛　104 页
- ◎ 专注　108 页
- ◎ 平静　124 页
- ◎ 与人心理联结　132 页
- ◎ 自信　134 页
- ◎ 和谐安宁　136 页
- ◎ 决策清晰　138 页

小睡的艺术

小睡似乎只是情绪和表现的滋补品,但是,不同的时机和时长会带来很大的区别。小睡的艺术因人而异,因此,请做好心理准备,尝试以下建议,找到适合你的方法。

小睡多久?

10～20 分钟

小睡时长不同,带来的好处也不同,主要取决于小睡所处的睡眠阶段。10～20 分钟的小睡非常适合提高警觉性、消除疲劳,而且很容易醒来。30 分钟的小睡可能让人进入更深的睡眠阶段,会更好地修复和补充能量,但醒来后,可能会有昏昏沉沉的感觉。昏沉持续 30 分钟,小睡的恢复效果才会显现。小睡 60 分钟可以改善短期记忆,但仍可能出现昏昏沉沉的感觉。如果想充分发挥小睡的恢复效果,目标时长可以定为 90 分钟,这样可以经历睡眠的各个阶段,能够提高创造力和解决问题的能力,并减少醒来时的"睡眠惯性"[1]。

---

1 睡眠惯性(sleep inertia)是指唤醒后立刻出现的暂时性的低警觉性、迷惑、行为紊乱和认知能力、感觉能力下降的状态。

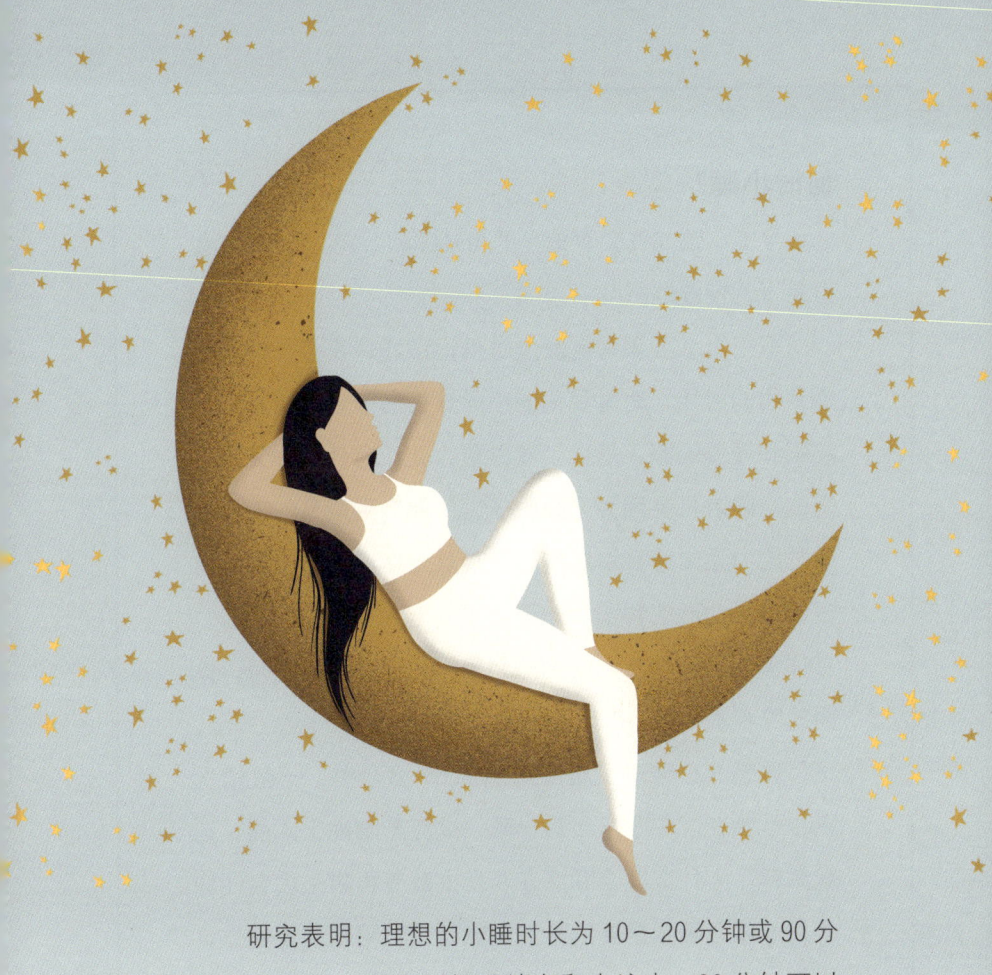

研究表明：理想的小睡时长为 10～20 分钟或 90 分钟。10～20 分钟可以提升精力和专注力；90 分钟可以最大限度地恢复活力，并增强创造力、记忆力和学习能力。尽你所能，如果 10 分钟更可行，那就睡 10 分钟吧。即使是 6 分钟的小睡，也能增强记忆力和提高解决问题的能力。小睡的时长越长，在深度睡眠周期中醒来的可能性就越大，那时，你会感到昏昏沉沉。因此，如果你有疑虑，请选择短时小睡。

何时小睡？

早上小睡往往会有更多的 REM 睡眠[1]，晚上小睡则会有更多的慢波睡眠[2]。

下午 1 点至 2 点是最佳时机，正好是我们自然而然感到困的时候，此时我们的小睡往往有等量的快速眼动睡眠和慢波睡眠，从而使收益最大化。另外，一天中不同的小睡时机会因为"睡眠压力"而产生很大的差异。睡眠压力是由腺苷引起的，腺苷是人体产生的一种具有多种信号功能的物质。一天之中，当我们保持清醒时，身体会分泌腺苷，让我们感到困倦。当我们睡觉时，体内的腺苷水平会下降，让知觉恢复警惕。

理想的小睡时机是醒来后的 6~8 小时。一般情况下，不要在下午 3 点之后小睡，以免影响晚上入睡。这就解释了为什么晚上 9 点在沙发上睡着再醒来后会让你之后难以入睡。需要注意的是咖啡因会阻断腺苷受体，有效地掩盖疲劳感。但这并不意味着我们的大脑和身体

---

1 REM 睡眠（rapid eye movement）是睡眠周期中的一个阶段，也被称为快速眼动睡眠。在 REM 睡眠阶段，大脑活动变得更加活跃，呈现出快速眼动、肌肉松弛和梦境频繁的特征，心率和呼吸也会加快。REM 睡眠在记忆、情绪调节和学习等方面有重要作用，也是人们经常做梦的阶段。在整个睡眠过程中，REM 睡眠重复出现，且在每个周期的持续时间会逐渐延长。

2 慢波睡眠（slow wave sleep, SWS）是睡眠周期中的一个阶段，也被称为深睡眠。在慢波睡眠阶段，大脑活动变得缓慢而规律，体温和心率也降低。这个阶段对身体的修复非常重要，有助于恢复体能、增强免疫功能以及巩固记忆等。

不需要休息，只是我们没有意识到而已。

小睡不仅能改善我们的情绪和我们在白天的表现，养成每天在适当的时机小睡的习惯，我们会在晚上更快地入睡，增加安稳地一觉睡到天亮的可能性，第二天醒来，我们会感觉神清气爽。和任何习惯一样，有规律的生活有助于养成小睡的习惯。让小睡成为一种仪式，提醒自己，它和日常锻炼一样重要。戴上眼罩，让光线变暗，让自己舒服地躺下吧。

如果你在小睡后感到烦躁不安，在无法入眠时感到沮丧，或者因被打扰而烦躁，你可以查看本书第113页的工具包，找到其他放松的方法。

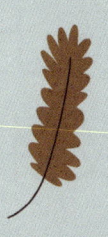

宇宙须知:
"慢慢来",
调整、充电、
持续疗愈。
谢谢配合。

如果呼吸让你焦虑，试试呼吸练习

如果你发现深呼吸会触发甚至加剧焦虑，那么你并不孤单。我们仍然想要练习呼吸，因为它对神经系统有即时的镇静作用，但我们不想把注意力集中在呼吸上。相反，做一些能帮助你更好地呼吸的运动，把注意力集中在运动上。

山式呼吸

1~2 分钟

◎ 山式呼吸是早晨要做的第一件事，但最好避免在睡前进行这种练习，因为它太令人振奋了。

◎ 站直，双脚分开与髋部同宽，双臂伸向身体两侧。

◎ 收紧大腿肌肉，使其紧贴大腿骨，感受腿部的力量，但不要锁紧膝盖，保持膝盖松弛。将胸腔从臀部抬起来，向头顶上方拉伸，眼睛向前看。

◎ 吸气，将手臂举过头顶，抬头看手掌相触。

◎ 呼气并将手臂放回原处，手掌朝下，就像在水中推动自己一样。

◎ 重复6次，使动作与呼吸的节奏相匹配。

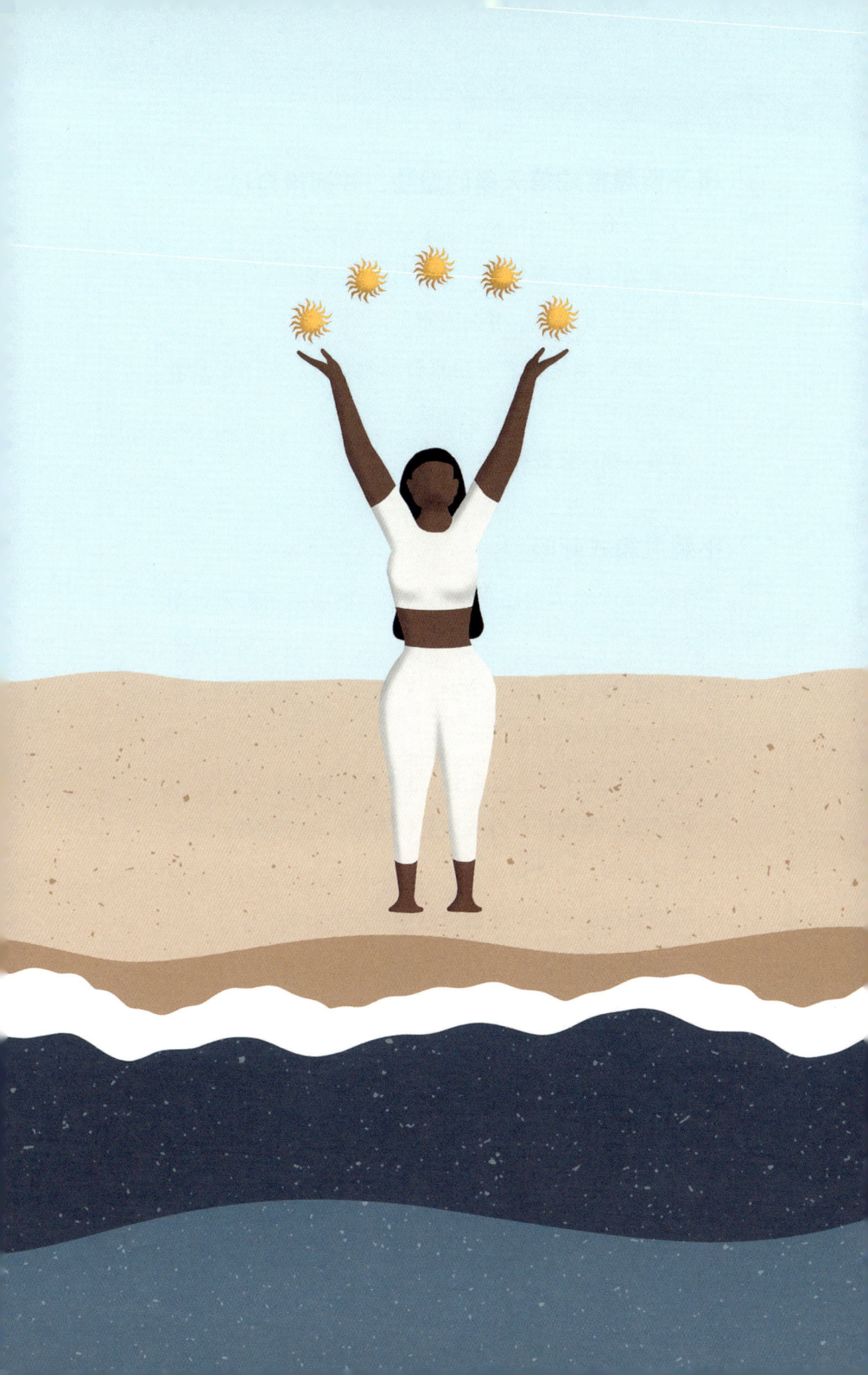

将手臂想象成信天翁的翅膀,并拥抱自己

1~2 分钟

◎ 这项运动在一天中的任何时候都可以练习。

◎ 坐着或站着,吸气时,张开双臂,手掌向上,想象这是信天翁的翅膀,并向上看。

◎ 呼气时,像拥抱一样用双臂环抱自己,将下巴放在胸前。

◎ 重复6次,交替拥抱手臂。

平躺风箱式呼吸

1~2 分钟

◎ 无论是即时放松还是睡前放松,这项练习都是理想的选择。

◎ 平躺在地板上,膝盖弯曲,双脚分开与髋部同宽,手臂放在身体两侧。

◎ 吸气时,将手臂举过头顶,放在你躺着的地板上。

◎ 呼气时,慢慢把手臂放回身体两侧。在吸气结束和呼气结束时,稍微停顿一下。不要着急,但同样,不要强迫自己的呼吸时间超过感觉舒适的时间。

◎ 重复6~10次。

双手呼吸

1~2 分钟

◎ 可以站着、坐着或躺着练习。

◎ 手掌向上，吸气时，将指尖向外伸展，拉伸手掌的皮肤。

◎ 稍作停顿，然后呼气时，轻轻握紧拳头，再稍作停顿。

◎ 必要时可重复多次，感受手部的动作是如何促进自己深深吸气，并帮助呼气更加轻松和完整的。当你躺在床上或者在外面不想被注意到的时候，这项练习很有用。

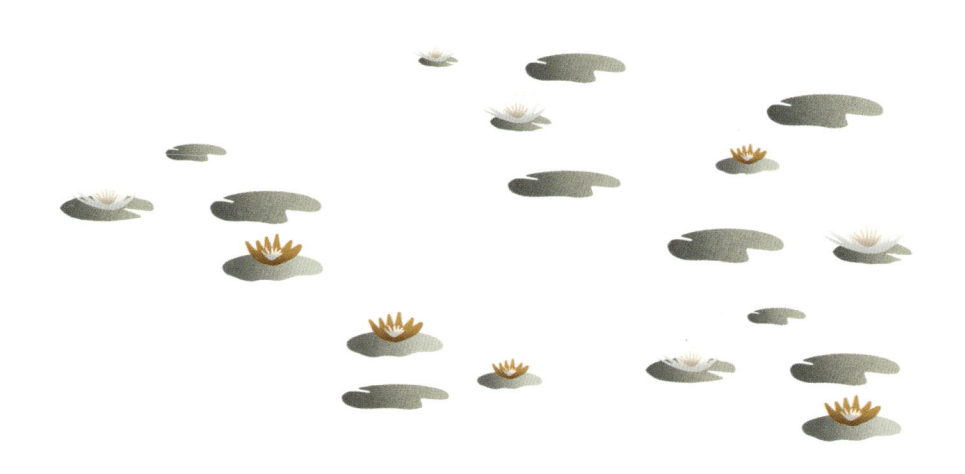

不擅长冥想怎么办?

即使你认为自己并不擅长冥想,冥想依然是一项值得尝试的放松练习。如果你试过了觉得不适合,那么,请跟随我的引导。我保证会有一种冥想的风格符合你的喜好。

为什么要大费周折地学习冥想呢?

学习冥想之所以有价值,是因为它可以锻炼你的觉察力和专注力,这是休息以重启和以更少的压力和紧张度过一天的基本技能。

冥想是什么?

冥想是一种练习。练习时,你可以选择一个对象作为焦点,你会获得一种能力,当你的思绪偏离时,你要培养觉察能力,并不加批判地把思绪带回你选择的对象上。这个"对象"可以是你的呼吸,你的思想,你坐着、站着或移动时身体的感觉,烛火,音乐或"咒语";它还可以是你观赏到的自然美景,或是你闭上眼睛"看到"的内心风景。

破除对冥想的误解

我得停止思考。

冥想并不能厘清思绪,思绪的出现并不意味着你冥想失败了。大脑是一台思考机器,不要与它对抗。你在冥想时的任务就是觉察你的思绪去了哪里,然后无须自责地将其带回。

如果我睡着了,那我就冥想失败了。

如果你在冥想时总是睡着,那表明你需要尝试在一天中的其他时间段进行冥想。当然,还有一个可能是:你睡眠不足了。如果你累了,也许你需要更多的走神儿式休息,而不是集中注意力继续前进……也许你需要的是睡眠!我会选择躺下冥想,瑜伽呼吸冥想是理想选择,如果你睡着了,那很好(不要在睡觉前进行,否则会破坏你的"睡眠压力",详情可参见本书第71页),你可能只需要设置一个温和的闹钟。

我分心了,所以冥想很糟糕。

并没有什么糟糕的冥想。走神儿是可以的,冥想只是让思绪回归的一种练习。如果你注意到自己的思维游离了无数次,那么你在转移注意力方面已经变得很熟练了——你已经非常成功地锻炼了你的正念肌肉。

我必须做得很好才有所收益。

你不必很擅长冥想,但要坚持下去并最大限度地发挥它的休息功能。你确实需要找到一种适合自己的练习方式。如果你不喜欢它,觉得它很费力或者出现了一些消极的想法,那就尝试别的冥想方法吧。

我必须安静地坐着。

为了使冥想具有恢复性,我们需要最大限度地提高舒适度和享受感。如果你想动一动,就动一下。如果一动不动地坐着让你的脚变麻,或者背疼得你想去别的地方而不是待在这儿,那么静坐就没有任何价值。如果你不想坐着,那就站起来、散步、跳舞或做园艺。倾听你的内心和身体,这种智慧正是休息以重启的核心所在。

建立冥想习惯的简单快乐的方法

遛狗、撸猫。

拥抱。

在和你爱的人谈话时，**用心去倾听。**

品尝早晨的咖啡（说到这儿，以下是健康的咖啡因摄入量指南，您的神经系统将会对此感激不尽——每天中午前最多一杯，低咖啡因咖啡并不是不含咖啡因，其仍然含有常规含量 30% 的咖啡因。中午过后，可以用本书第 102 页、103 页的提神工具包作为咖啡的替代品）。

富有创意的活动。

吃你最喜欢的食物。

欣赏艺术或音乐。

甚至是做家务……这是真的！翻到本书第 96 页寻找灵感。

坐在阳光下或任何你认为美丽的地方。

利用大自然的恢复力

感受大自然是一种流行的恢复式练习，但有一些简单的方法可以让我们获得更多的能量。确保你备齐了所需的装备，可以最大限度地享受乐趣：有支撑力的鞋子、可根据舒适度调整的多层衣服、防晒霜、墨镜、帽子、手套、水瓶。除非你想拍照留念，否则请将手机放到口袋里。

设定感官使用的目的——聆听声音，关注季节所特有的气味、颜色、动植物类型，寻找分形图案（在逐渐精细的观测尺度上出现的图案），如蜘蛛网、树叶、树木、棕榈叶、贝壳和松果，这些都可以舒缓心灵。感受一下，了解当地环境是如何帮助你扎根，并让这个地方感觉像家一样的。熟悉大自然，列出给你带来不同感受的地方——靠近水源感受到净化，高处可以带来全新的视角，开阔的田野让你有自由和空间感。和朋友、家人一起出门，分享你的体验，说出让你感到敬畏的事物，找到给予我们支持与安抚的大自然信息。

你甚至会通过大自然找到与已故亲人保持联系的感觉——羽毛、知更鸟、蝴蝶，它们会找到你，并提醒你那份深沉而持久的爱。

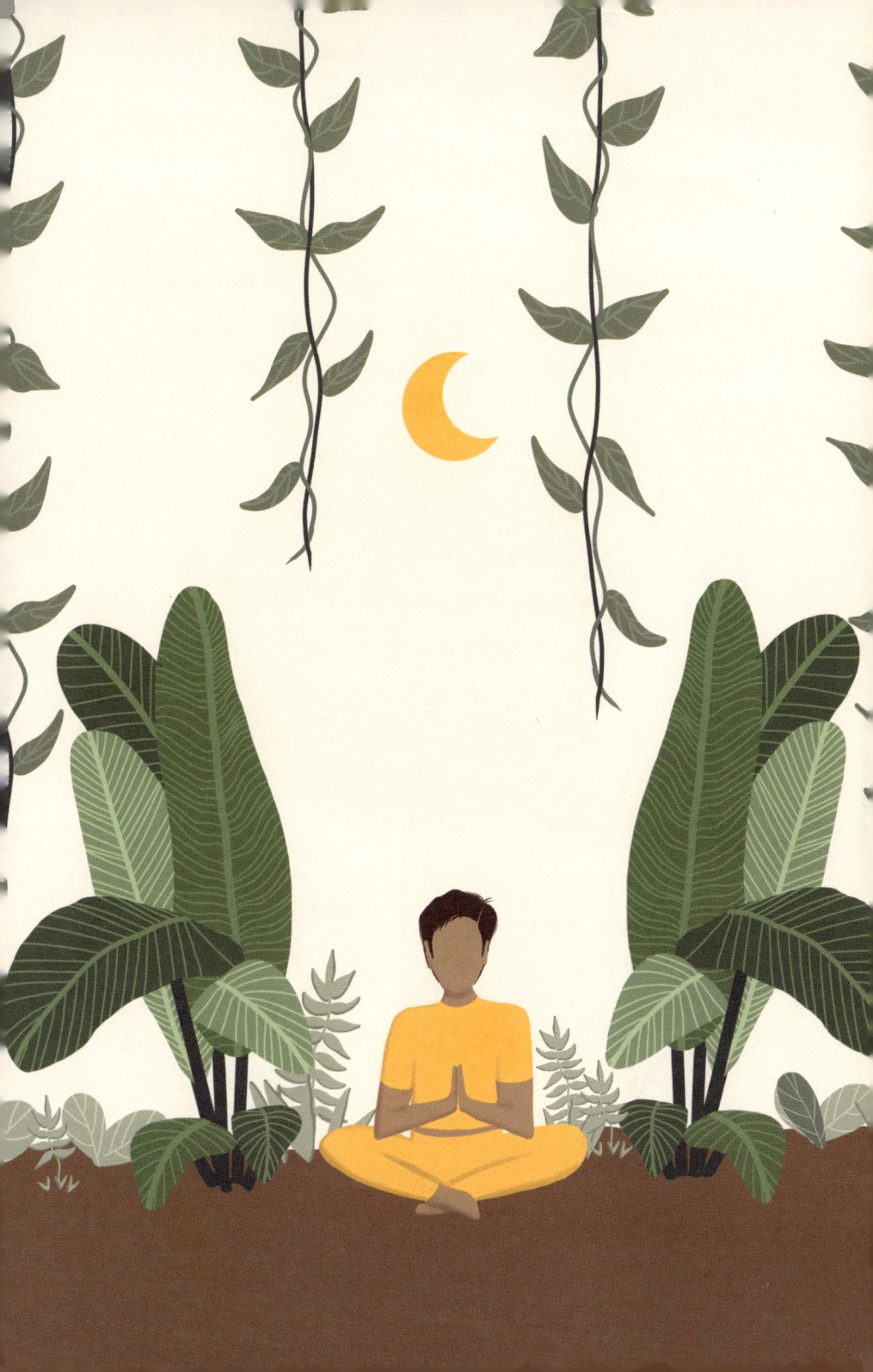

科学依据

我们知道亲近大自然有利于健康,但它是如何发挥作用的呢?有科学解释了大自然的恢复机制,了解更多将有助于最大限度地发挥其治愈潜力。例如:

早晨晒太阳

不仅能调节昼夜节律,帮助我们在白天保持清醒,在入睡时感到困倦,还能使我们的身体产生一定剂量的维生素D,提高我们的免疫力——晒太阳能帮助免疫细胞在体内更快地移动,帮助身体对抗炎症。

我们行走于大自然中时,会**吸入植物挥发物**[1]**(树木散发的抗菌有机化合物)等气味**,这可以增强我们的免疫力。

土壤中的微生物

会刺激血清素的产生,让我们感到放松和快乐,所以不要羞于把手伸到土里去。

---

1 植物挥发物(phytoncides)是植物与周围环境交互时释放出来的有机化合物,具有特定的气味。植物挥发物对人体有益,研究表明,置身于植物挥发物中可以减轻压力,调节情绪,提高注意力和免疫力。人们可以在森林、草原和花园等自然环境中接触到丰富的植物挥发物。但需要注意的是,对某些人来说,某些植物挥发物可能会引起过敏反应或不适。

我们都知道，海边让人放松，赤脚走在草地上让人感觉很踏实。但这一切是怎么产生的呢？我们要感谢负离子。负离子出现在海浪和森林中，当它们从流动的水和植物中蒸发时，你会吸入它们。负离子附着在氧化剂上，中和它们，从而减少氧化应激[1]。氧化应激与多种慢性炎症性疾病有关，包括癌症、过敏、哮喘等。

肠道健康可以通过接触植被中的多种微生物来得到促进。

分形图案让大脑进入清醒但放松的状态（见本书第84页）。

全景注视（见本书第122页的感官超载工具包）。

---

[1] 氧化应激（oxidative stress）是指机体内自由基及抗氧化剂之间的平衡被打破，可导致自由基对其他生物分子氧化的现象。

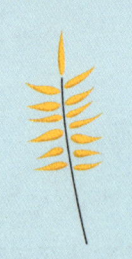

有时候你得
高效工作，
有时候你只需要
眨眼和呼吸。
每一天，
你都是有价值的。

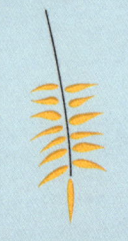

让上厕所成为一种休息仪式

这个做起来没有听起来那么疯狂——毕竟这是"休息室"！走一条远路，享受路上的散步——感受动作的自由，大步向前，挥动双臂，抬头环顾四周。慢慢来，让这成为一次恰到好处的休息。享受锁门的一刻，其他事情都可以等一等。这是你的时间，没人能打扰你。远离科技，远离随叫随到。以此为契机来觉察自己需要什么。你可以稍后记录下这场与自己的约会。

每项1分钟

如果你感觉"卡住了"，用手在肚子上画一个大圈。双手放在你的右胯，向左向下移动，逆时针画一个圈，刺激消化道。然后坐直，扭动几下上半身，双手放在右大腿上，头转向右肩，看向远方，然后保持手不动，头转向左肩，同样看向远处。这将有助于"排毒"——不仅仅是肢体上的放下，也可以视为情感上的释放——扔掉你不再需要的东西。你可以用些护肤品，让这个体验过程更加愉快。例如，洗手之后，重新开始一天的工作之前，你可以涂上令人愉快的护手霜。

如何让跑步更放松

如果你对跑步不感兴趣，你完全可以跳过这部分内容，但类似的策略也可以用来让走路变得更放松。我就是说说而已。不用盲目相信我的话，但是有研究表明，优秀的长跑运动员和经验丰富的冥想者具有相似的静息大脑激活能力。跑步确实可以让人身心放松！

跑步的目的是关键——跑步以重启不是竞争性的、费力的、惩罚性的或强迫性的，而是为了创造和谐或进入放松状态。我们不关心时间、配速或个人最好成绩，这是一项轻松愉快的活动。保持温和且自在的自我对话。和别人一起跑步可以带来额外的社交元素滋养，但是注意，要选择与你健康状况相匹配的人，这样你就可以按照自己的节奏去跑步，还可以选择你喜欢的路线和地形。数一数你的笑容，而不是里程——注意那些与外界建立联结的机会！在你居住的环境附近锻炼是培养归属感的好方法。你可能会惊讶地发现，只要和路上遇到的人打个招呼，就能毫不费力地获得滋养。购买合适的装备，以最大限度地提高你的舒适度，感受装备带来的良好的支撑感和适宜的体感温度。如果你是一个人跑

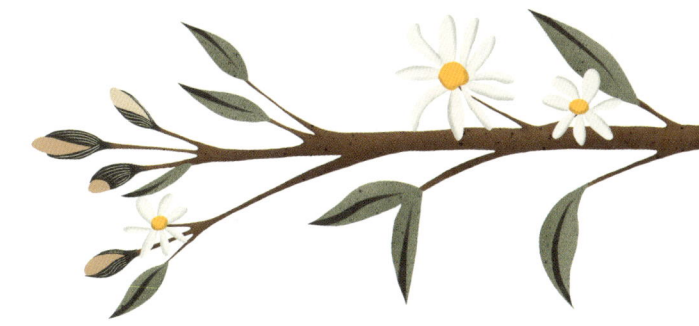

步,而且环境很安全,你可以收听一些令人振奋的或吸引人的内容,比如播客或欢快的音乐。

坊间有各种各样的呼吸建议,比如用口呼吸还是用鼻子呼吸,或者呼吸与步伐相匹配,等等。简单点儿就好——确保呼吸放松并下沉到腹部。如果感到呼吸吃力并困在胸腔,那么,可能是你跑得太快而无法放松。

我的独门秘方——试着跑步(或走路)时,双手做出"意念手印"的手势——拇指和食指的指尖轻触,其余手指舒展开来。你可能会因此而感受到步伐变得自然、轻快,并神奇地促进了腹式呼吸。试试吧!感受你的核心肌肉——不仅仅是腹部,还有支撑你的大腿、臀部、髋部屈肌和背部肌肉,大地在你行走时会主动迎接你的脚步,给予你支持和共鸣。脖子和肩膀不用承担所有的工作!放松你的眼睛、舌头和下巴。记得跑完以后好好地做拉伸运动,让身体恢复平衡。这一天剩下的时间里,跑步提高了你深呼吸的能力,注意感受这股真正的自由感!

如果你对这个休息方法感兴趣但做不到,也没关系。这个方法显然需要一定的身体基础。慢慢培养自己的能力。我们不希望恢复性练习成为伤害自己的一根棍子。我亲切地称跑步为"缓步"[1]。不论是散步还是间歇快慢走来恢复,或者慢跑下山,都是可以的。只要能给你带来平静,都是有益的。

---

1 原文中此处为 plod,指沉重、缓慢地走路。此处取其褒义,表达"缓步当车"之意。

锻炼后的恢复运动

　　你可以在跑步（参见本书第90页）或其他锻炼后做一些恢复运动。

　　我们都知道，充足的水分（水是完美的！）和健康的零食能帮助身体在锻炼后恢复平衡，但在运动之后，还要"重启"很多事情。如果你在剧烈运动后想躺一会儿，请不要感到惊讶，即使是5分钟的平躺也有助于促进修复过程——请注意，放松很简单，享受无须努力！散步、游泳和温和的拉伸对"主动恢复"非常有益，可以排出毒素并减少肌肉僵硬。用一些含镁的身体乳按摩也可以促进血液循环，减轻酸痛感。

　　要根据你的运动类型来选择不同的恢复运动——如果你进行了力量训练，那就花些时间做柔韧性训练。柔韧性训练可以拉伸那些强化过或使用过的肌肉，也有助于避免因姿势或动作不对称而导致的运动损伤。在有些运动中，身体左右两边用力的情况非常不同，比如网球、乒乓球这类球拍运动，或者高尔夫球，都是单边用力。一些扭转的动作可以缓解这个问题并恢复身体的平衡性——跪姿弓步转体（见本书第93页）用来放松上背部的脊椎,平躺转体(见本书第94页)用来放松下背部。

跪姿弓步转体

2分钟

◎ 从跪姿开始,左脚单膝跪下(膝下垫一块叠好的毛巾会更舒适),右脚向前迈出,注意右脚掌平放。将双手放在右膝上,臀部往地板的方向下沉,想象自己头戴王冠,头顶向上顶。

◎ 保持髋部平直,然后将右手放在下背部的脊椎上,左手放在右膝盖外侧,膝盖稳定,然后旋转胸腔,目光转向右方。

◎ 在转体过程中放松呼吸10次,然后归位,重复弓步,扭转到另一侧,感受上背部和臀部的放松。

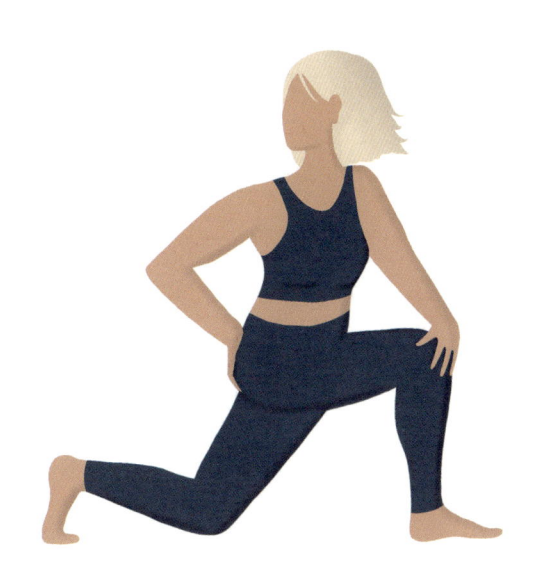

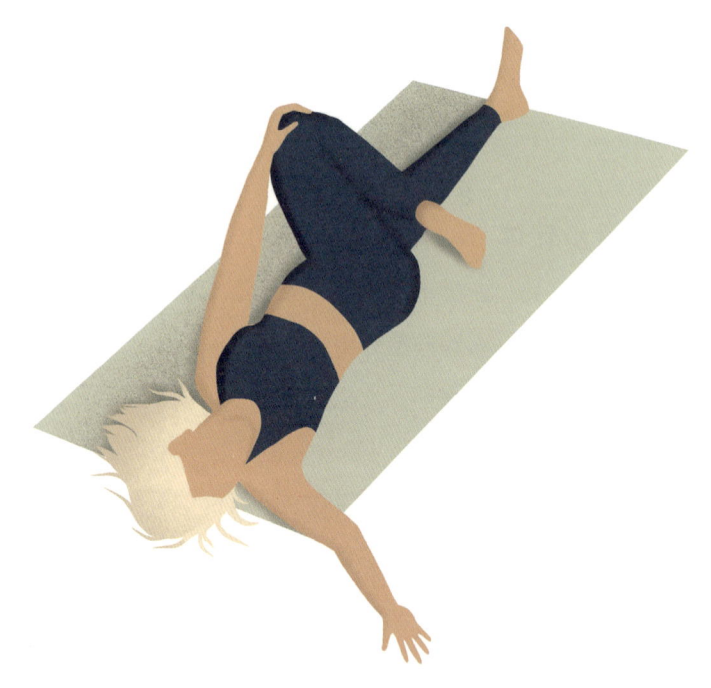

平躺转体

2分钟

◎ 平躺，首先热身髋部，抱膝到胸前并左右摇摆。

◎ 左手扶住右膝盖，左腿伸直，平放在地板上。

◎ 右臂抬到与肩膀一个高度，平放在地板上。右脚脚趾钩在左膝盖后面，左手慢慢地把右膝盖尽量带到左边，让下背部的右侧得到拉伸。

◎ 缓慢呼吸10次，然后放松、归位成平躺的姿势，再以同样的动作拉伸你的左侧身体。

把"浪费时间"
变成"休憩时间"

  细数一下一周当中那些被认为是浪费掉的碎片时间,比如排队等候、上下班通勤、在医生办公室等候、站在学校门口、等红绿灯或等待电话。

  如何利用这些碎片时间重启呢?你要注意到这些碎片时间,并积极地做好准备——你能随身携带什么?如何将其用作正念练习?有没有你喜欢的呼吸练习?或者,这段短暂的时光只用来做一点儿白日梦。

  与其被浪费时间的想法刺痛,不如尽量去享受这些时刻,享受它们提供的短暂的喘息机会。

如何让家务
更有活力

  从清洁和烹饪到 DIY 和园艺等家务劳动，都是锻炼"正念肌肉"的机会。冥想不必是正襟危坐的静坐练习，在洗碗或叠衣服时，我们将全部注意力集中到行动当中，也可以达到相同的效果。

  为家务劳动做好准备——手套、围裙、舒适的衣服、好用的吸尘器、带有你喜欢的气味的产品，这些都会让你感觉更愉快。听点儿音乐，把家务当作一次小锻炼。记住，体力消耗是为深度放松作铺垫，所以，当你做完家务后，请沐浴在阳光下，站立至少 5 分钟。

  一边站着熨衣服，一边看最喜欢的电视节目——这是久坐一天的绝佳解药。你也可以在熨衣服的同时听播客，拓展你的思维。带着欣赏的眼光去看待家务活动，或者深入体会这些活动的目的，很可能会改变你的想法——烹饪能滋养你的家庭；打扫房子让你想起自家屋檐下，房子所提供的安全和保护；换床单是为良好的睡眠作铺垫。居家环境变得秩序井然，不仅可以消除精神上的困扰，还能让整个家庭感到更平静。可以与家人一起做家务，边做边聊，享受共同的成果所带来的满足感。

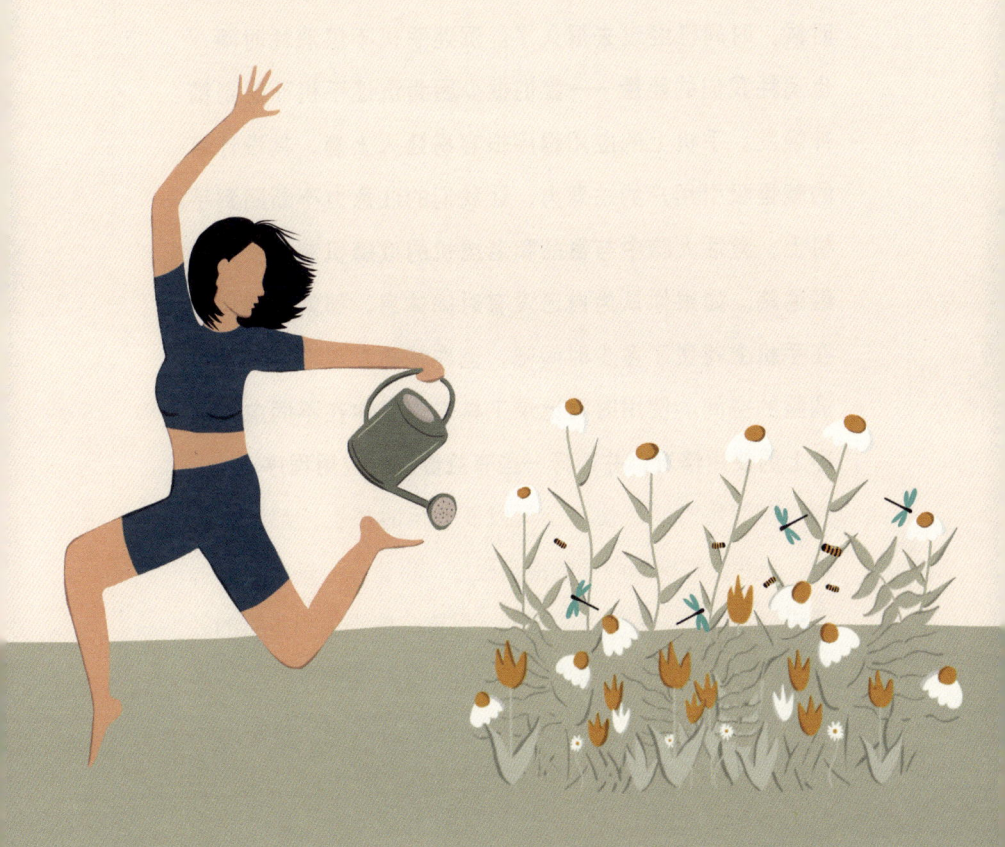

如何放下手机去休息

社交媒体、电子邮箱、聊天软件、视频平台、广告、链接、弹窗……手机把你吸进无底洞，当我们意识到的时候，时间已经过去很久了。沉迷手机不仅消耗时间，也消耗我们的能量——我们很少因为沉迷手机而感到精神焕发。手机上的应用程序很容易让人上瘾，其设计目的就是吸引用户的注意力，让我们的注意力不断回到手机上，激活大脑中与毒品和老虎机的成瘾机制一样的神经通路。如果你认为自己没有时间休息，那就看看自己在手机上花费了多少时间吧，也许就能发现还有一些可调整的空间。使用时间记录工具来查看你在不同应用程序上的使用情况，并选择一些有益健康的应用程序。

在使用时间、使用工具以及使用时长上，都设定界限。删除让你感到心烦的应用程序，将让你心烦的账号屏蔽或取消关注。关掉手机通知，设置一些不使用手机的区域或场合。让充电器离你远一点儿，这样充电的时候你就会跟手机保持一定的物理距离——因为即使只是看到手机,你的大脑也会进入工作模式,提醒你还有其他需要完成的任务。睡觉的时候你可以把手机放在任何地方,除了卧室;使用一个老式闹钟,在醒来时,享受感官所带来的感觉,而不是快速无意识地划手机。

尽情思考如何利用这些额外的时间!写一张可以带来滋养的"替代品"清单。当你变得冲动时,你就可以简单地在清单上选择一个替代行为。有些时候,我们确实想获得点儿什么,但不一定非得是数字奶嘴。

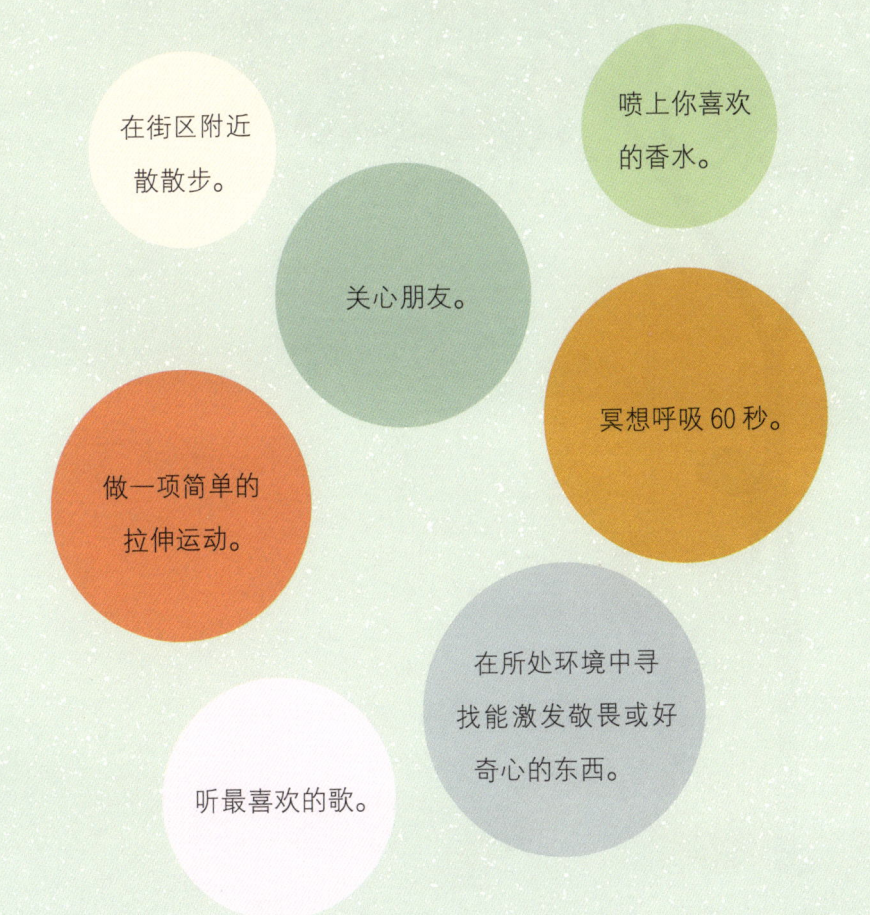

- 在街区附近散散步。
- 喷上你喜欢的香水。
- 关心朋友。
- 做一项简单的拉伸运动。
- 冥想呼吸60秒。
- 听最喜欢的歌。
- 在所处环境中寻找能激发敬畏或好奇心的东西。

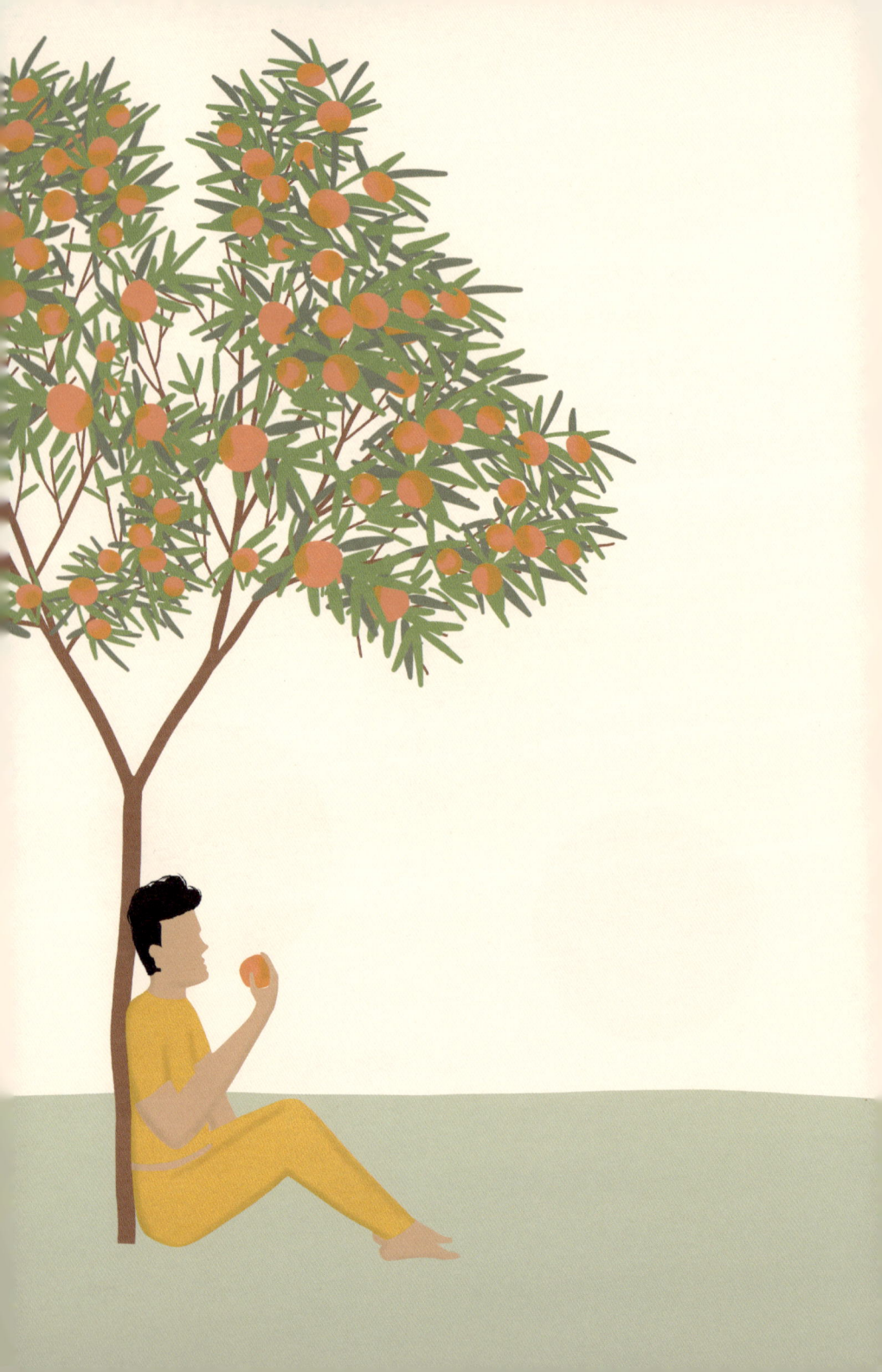

除了喝酒，还有5种可以提神的选择

跟你想象的不同，酒精并不会让人放松，原因如下：你的身体必须努力运作来处理毒素，这些毒素会增加你的核心温度。想进入睡眠状态，你的体温需要下降1摄氏度，而酒精会干扰这一过程，延迟睡眠。即使入睡不难，保持睡眠也会变得更难。你可能会经历自己没有意识到的微醒，深度睡眠的时长也会因此变短。还有一个常见的后果是早醒。睡眠质量差意味着你醒来时会感到昏昏沉沉，从而倾向于依赖咖啡因和糖等其他"拐杖"来帮助自己熬过一天。

酒精会导致我们做出其他消耗性的选择，比如吃解压大餐或者熬夜，让我们愈加偏离正轨。即使只是喝了几杯酒，感到自控力下降和记忆模糊，并没有大醉，第二天早上也依然很难感到平静。

试试这5个方法：

1

直接换成你最喜欢的烈酒的无酒精版本，或者换成类似的仪式——在一个高脚杯中装满苏打水，然后加入一小滴植物精油和维生素，或者倒入你喜欢的花草茶。

2

享受面部按摩。轻轻地卸妆，用面霜温柔地按摩。不需要任何花哨的东西，只要探索你感觉良好的手法即可。你可以轻拍整个面部，促进血液循环。指尖轻轻拍打，像雨滴一样落在额头上，舒缓紧张情绪。从鼻子上方的中心开始，享受指尖沿着眉骨向外伸展到太阳穴的感觉，营造出一种横向伸展的感觉，放松眼睛。你还可以使用刮痧工具，尝试不同的手法。

4

尝试反思性写作。 如果你喜欢被引导，可以使用带有提示的日记本——比如我的自我照顾日记《呼吸》——你可以从自己感兴趣的地方开始写，比如"今天过得好吗"。一般来说，如果你想通过写作来发泄，那就潦草地写出来，然后扔掉，最大限度地去宣泄。不要重读这些记录，否则一切又会涌上心头。如果你正在记录令人振奋的事情，那就保留这些记录，以后再读的时候，它们会让你重新振作起来。

3

用香味犒赏感官。 点一支蜡烛，在房间里柔软的家具上喷洒带有香味的喷雾，在脉搏处用滚珠瓶涂抹精油，或者打开扩香器。

5

五指呼吸法。 如果你是手工工作者，这个办法会很好用。将一只手放在你面前，手掌打开，掌心朝向自己。吸气，用另一只手的食指，从伸出的那只手的大拇指根部，一直"走"到拇指的指尖，停在这里。呼气，手指慢慢"走"大拇指的根部，然后停顿片刻。再吸气，手指向上走到食指的指尖，以此类推，直到"走"到小拇指的根部。如果需要的话，用另一只手再做一次。

5种微休息方式，在60秒或更短时间内恢复能量

1. 鸡翅式肩部转动

1分钟

　　条件允许的话可以站起来，或者原地不动也行。把指尖放在同侧肩膀上，吸气时，将手肘向前向上推，呼气时，将手肘向后向下转。通过这个舒展的减压动作来放松胸腔、肩部、颈部和头部。想做多少就做多少，从肩膀上卸下这一天的压力。

2. 按摩你的"角"

1分钟

　　双手握拳，把拇指的指腹放在额头上，想象那里有两个"角"，紧紧按住，呼吸5次，想象自己按下了重启键。

3. 1分钟手部舒缓护理

1分钟

　　用护手霜仔细按摩，注意其质地、温度和气味。用力摩擦双手至微微发热，然后把双手放在胸前，享受这

种温暖的感觉。平静地呼吸 5 次，注意自己的感受，善待自己。

4. 靠墙

1分钟

找到一个你不会被打扰的安全的靠墙的位置。站立时，双脚距离墙壁至少 30 厘米，也就是大约一个脚掌的距离，将臀部靠在墙上。双腿并拢，膝盖弯曲，弯腰，上半身往下压，让腹部靠近大腿，让头靠近脚趾。双腿保持弯曲，手臂像布娃娃一样自然下垂，或者抱住手肘来深层拉伸你的脊椎。这个过程中深呼吸 5 次，并重复念一句"咒语"："世界可以等待。"慢慢地恢复到站立姿势，然后以崭新的面貌重新开始这一天。

5. 山式呼吸 + 踮脚

1分钟

如果你觉得思绪纷乱，可以试试这个方法，注意这个方法是如何消散脑中所有的杂音的。站立时，双脚分开与髋部同宽。吸气，双臂向前向上伸展，举至头顶上方，但不要碰到一起。同时，踮起脚后跟，向前看。呼气，慢慢放下手臂和脚后跟。理想情况下，它们会同时回到初始的姿势。晃动起来吧，这个动作不算容易，但它能把你拉回当下——不再去想其他事情！

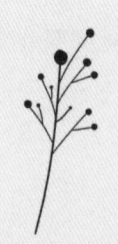

精力崩溃
对任何人都无益。
你值得被
无比温柔
体贴地对待。

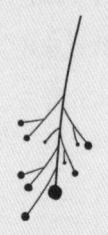

当你忙得不可开交，微休息可以让你精神焕发

父母、护理人员或打工人需要一个完全不同的工具包。用你的感官去寻找一些舒缓的或令人振奋的东西——气味、音乐、鸟鸣、篱笆上的黑鸟、触感、飘过的云，或者放大一些吸引你的东西——笑声、宝宝那肉肉的肚子、睫毛。把范围扩大，想象一下，现在有无数的人正在做着跟你一样的事，从事一样的工作，感受这种团结的力量和人类的共同点，你并不孤单。

定期觉察并温和地看待这些发现，可以释放身体的紧张感。想进一步释放，可以把肩膀抬到耳朵边，然后发出一声宣泄的叹息，把肩膀放下来。重复一些带来勇气和关怀的"咒语"：

"我在这一刻变得温柔。"

"我欣赏我自己。"

记住你做这些事情的深层目的，记住你给这个世界带来的美好。想一想你一天中最期待的一件事，即使只是在一天结束时上床睡觉，或者为自己付出的所有爱和关心准备一个奖励。你值得被无比温柔体贴地对待。

谢谢你的努力。

如何从午餐后的大脑短路中恢复过来

你下午刚开始就感觉昏昏沉沉的吗？欢迎你成为人类。下午1点到3点的这个现象在科学上被广泛认为是"午餐后的唤醒低谷"。这个现象完全正常且合乎自然规律，人们会通过午睡来尊重这种日常生活节奏。随着工作环境的发展——居家办公或者办公室里的休息室——我建议顺应这种本能的冲动，打个盹儿！只要遵循第70页的指南即可获得最大的收益。如果你对睡觉不感兴趣，那就试试第113页上不消耗能量的休息法，给自己20分钟的时间来躺下和翻身。

如果你的工作每天休息时间不到20分钟，那么你可以从本书第110页、111页中选一个休息方法。

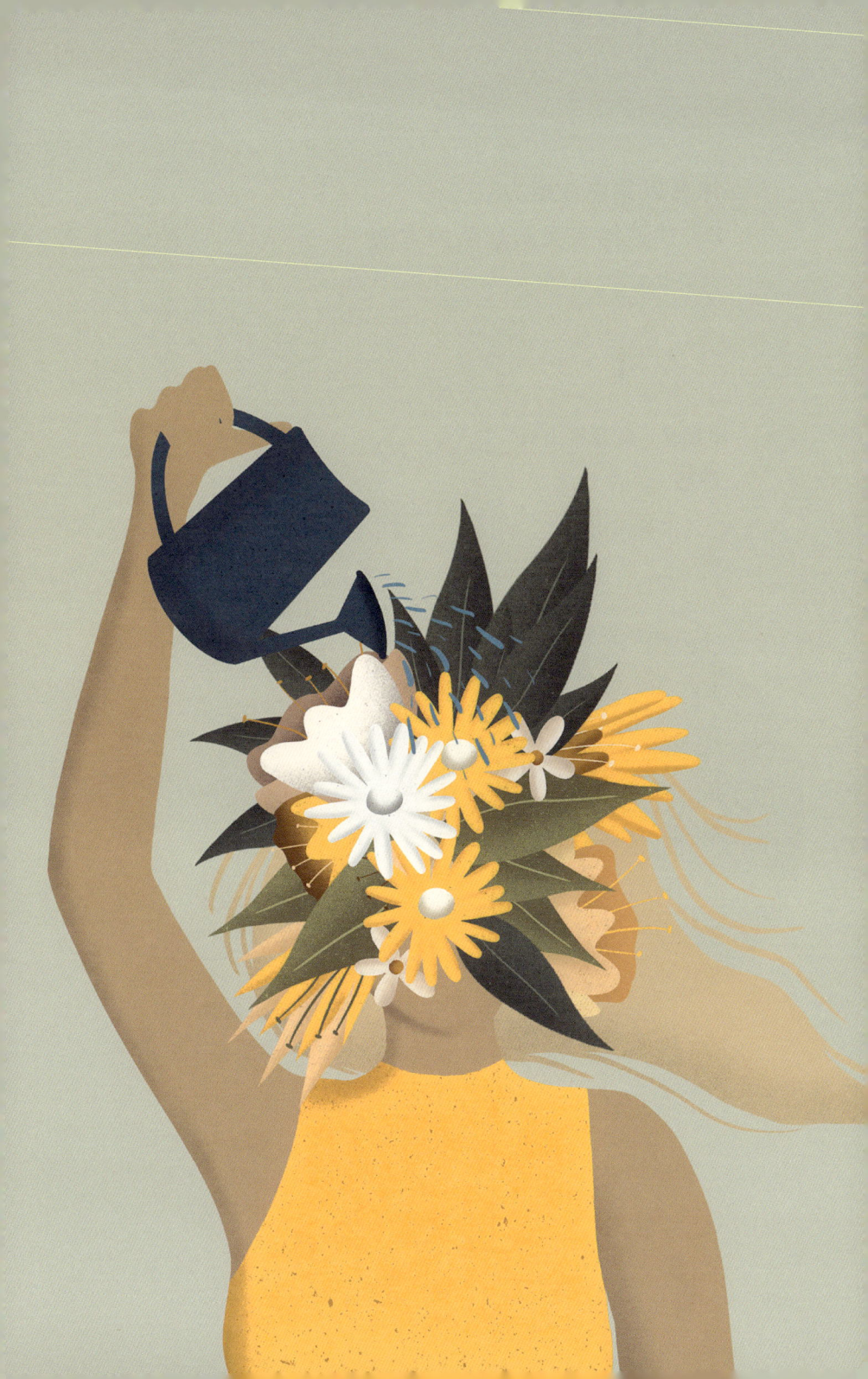

休息以集中注意力：
8种快速结束大脑短路的方法

1

站起来，做6次山式呼吸——方法见本书第76页。

2

双手合十放在桌子上，头靠在手上，深呼吸5次。告诉你的同事你只是在重启自己，没什么稀奇的。

3

到户外呼吸新鲜空气。换个环境就能把内心的烦恼吹走。如果你不能到室外，那就看看外面，哪怕只有1分钟，也能让你的心情变得不同。

4

在纸上写下重要的事情，重新调整接下来的时间里事情的优先顺序，重新安排今天无法完成的任务——允许自己做一个普通人。

5
听你最喜欢的歌。

7
站起来整理一下你周围的环境。快速地掸掸灰尘，削好铅笔，让你的环境井然有序，感受由此带来的内心和谐。

6
站起来喝一杯凉水，或者窝在一个舒适的角落，喝几口温水。把注意力集中在对温度的感知上，确保你没有"饿极成怒"。

8
搓搓双手，然后放在胸口上。请记住，你不是一台机器，大脑短路也没关系。闭上眼睛，给自己一点儿时间充电。你可以温柔地对待自己，并慢慢相信，注意力会回来的。请记住，休息并不是分散注意力，而是恢复和重新集中注意力的机会。

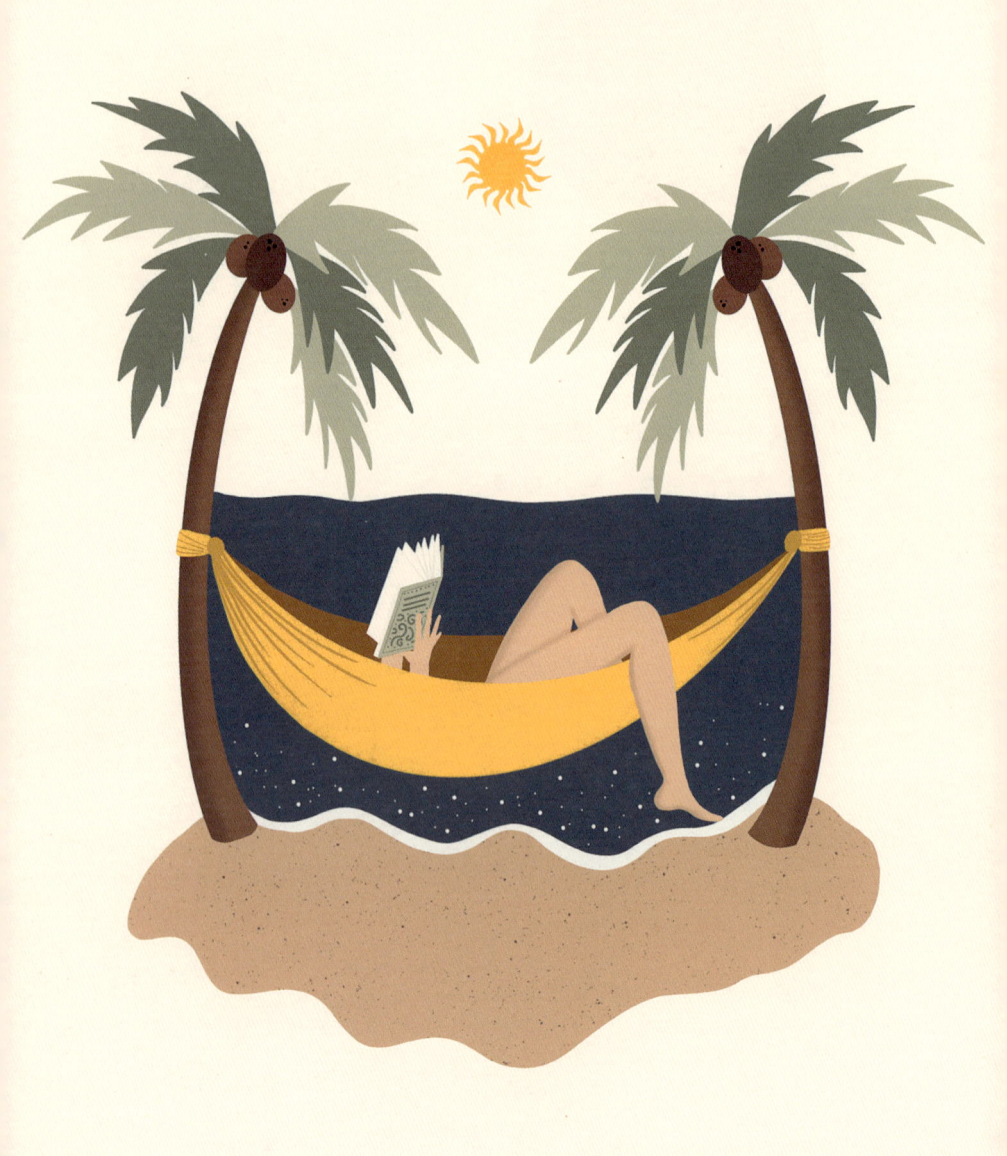

累了就休息

这个工具包可以用于缓解疲惫不堪、睡眠不足或无法入睡的情况。请平躺在床上，双腿举高靠墙，也可以在沙发前面的地上平躺，把腿搭在沙发上。不用担心你的睡眠，这种担心会加大入睡的难度。

重复这句"咒语"：

"现在，我什么都不需要做。"

是不是很诱人？

你可以聆听带有指导的放松、冥想，或者个人最喜欢的瑜伽唤醒曲，播放一些舒缓的音乐，也可以听有声书、让人平静的播客或 TED 演讲。走到户外，坐在或躺在大自然中，让它洗涤你的身心。如果天气晴朗，想象有一根绳索从太阳联结到你的心脏中心或头顶，你可以接受光和生命的注入。呼吸时，有意识地将你的气息引导到腹部。吸气时，你的腹部毫不费力地扩张，呼气时，它轻轻地收缩。感受一下，这个过程是如何让你的神经系统平静下来的。为早睡做一些准备和安排，你就能放松地享受即将到来的睡眠。

休息以缓解身体
疼痛或不适

无论你是正处在更年期的阵痛中，还是伤病后的恢复期，抑或面对长期的健康问题，如果你觉得休息就是躺着或静坐时身体获得了舒适感，那么，难怪你的休息不奏效。

如果你正在忍受这些不适，我希望本书第 54 页介绍的休息支柱法可以帮助你拓宽对休息的理解，让你想到一些更灵活的方法来保持内心的平静。感觉不到舒适和安逸可不是一件小事。请允许自己内心挣扎：别人会有什么感觉？疼痛会让人精疲力竭、沮丧和焦虑不安，也会让我们被本能驱动，容易应激。你也可能感到悲伤，因为失去了对未来的希望，失去了能力和重视的事业。如果你正在经历这些艰难时刻，请对自己多一些宽容，尝试一下本工具包中有关处理痛苦感受的建议。

面对身体上的疼痛，我们比任何时候都更需要允许自己放慢脚步，因为压力会加剧炎症和疼痛。调整节奏的相关事项请参考本书第138页如何说"不"的工具包。在练习的时候，温和的运动可以通过改善情绪来帮助控制疼痛；用简单的自我按摩技巧舒缓地触摸身体可以释放催产素，这种荷尔蒙会让我们感觉良好；呼吸顺畅可以改变我们对疼痛的感受，减轻身体的应激反应。

与自己说话的方式也会对我们产生很大的影响。在痛苦时，用善意和不带评判的态度对自己说话——如果你的爱人在经历同样的痛苦，你会跟爱人说些什么？你能柔和地去看待痛苦或自己的状况吗？疼痛是一位邮差，让你知道自己的身体需要支持，提醒你可以调用自己的能量。

你的身体不会伤害你。你能温和地看待和承认这种痛苦吗？跟你的身体对话："我听到了，我在听，没关系，我们可以一起努力去获得所需的帮助。"正如你的外表无法影响你作为一个人的价值，你的身体状况与你的价值毫无关系。我们被消费主义那些强势的有毒信息包围，你可能需要每天读一遍，以提醒自己。身体是爱、希望和梦想的容器。它的样子、它的功能，不会动摇你在这个世界上珍贵的位置。请对自己温柔一点儿。

学会休息就是学会全然接纳[1]，在痛苦时找到内心的平静。我们不必喜欢自己的感受，这是不对的、不公平的。事已至此，拒绝承认事实并不能改变任何事，批评自己的感受或强行忍受都会增加我们的心理负担。接纳的状态有助于我们实现内心和谐。另外，了解自己的可控范围也会有所帮助——面对可控的事情，积极行动；面对不可控的事情，放过自己去全然接纳。

告诉自己："这很困难，很痛苦，我允许自己去感受，并尽可能地滋养自己。"有许多种方式可以滋养自己——你可以向亲人寻求爱和安慰，加入支持小组以获得理解并分享经验，也可以用健康的方式分散注意力——引导式放松、亲近大自然、和朋友在一起、重复"咒语"、听音乐、反思性写作、趣味性阅读、创造性的娱乐活动，或者看小狗的短视频，快乐且治愈。总而言之，把思绪集中在你可以做的事情上。

---

[1] 全然接纳（radical acceptance）是心理学和心理治疗领域的一个概念和技巧，旨在帮助个人接受现实中不可改变的真相、痛苦或困境。全然接纳并不意味着赞同或放弃改变，而是一种让自己从抵触和抗拒中解脱出来的态度，强调接纳生活中的不可改变之处，并积极主动地寻求可行的解决方案。

呼吸缓痛法

身体不适时,要将呼吸下沉到腹部,让每次呼吸的呼气时间比吸气时间更长。

腹式呼吸:请想象腹部有一个气球——当你吸气时,气球轻轻地膨胀,当你呼气时,气球毫不费力地放气。手轻轻地放在腹部,感受腹部的运动可能会对学习腹式呼吸有所帮助。

将腹式呼吸与蜡烛呼吸相结合。鼻子吸气,噘起嘴巴呼气,仿佛在轻轻地吹灭蜡烛,延长呼气时间。

定期重复此练习,会有助于舒缓神经系统。而且一旦你熟悉了这个方法,你就可以在不舒服的时候通过呼吸练习得到缓解。

身处悲伤和愤怒等沉重情绪的痛苦中，如何休息？

悲伤、愤怒、焦虑、内疚……这些情绪可能不太好受，但我们需要它们。每一种情绪都有一种生存功能——要么维持身心健康，要么促进健康的人际关系。

痛苦和悲伤表明我们需要花时间反思和治愈；焦虑促使我们发觉潜在的威胁；当我们的安全或价值观受到侵犯时，我们会感到愤怒，并促使我们进行自我保护；内疚则拍着我们的肩膀，问我们是否违反了自身的道德准则。请注意，情绪是信使，而不是绝对的真理，我们需要觉察并决定如何处理它们。

尽管这些感觉让人难受，但我们需要学会与之共存，因为对棘手的事情麻木会影响我们对快乐的体验。试图扼杀负面情绪对我们也没有任何好处——它们是一股需要被释放的能量。如果我们不把这些情绪表达出来，它们往往会在不合适的时候爆发，通过我们的语气或肢体语言泄露出来，或者表现为头痛、心痛和肚子痛等躯体症状。

试图摆脱它们只会徒劳，也无益处，我们需要的是应对的策略。想让自己的情绪恢复平衡，我们有两种方法——要么看见它们，要么离开它们一会儿。根据不同的情况灵活应对，这两种方法都有帮助。

感受即疗愈——承认、允许、接受和验证我们的感受对情绪健康至关重要。这可能需要一些练习，通常是与一位富有同情心且让人有安全感的同伴相处。并不是每个人都擅长感受，不擅长感受也并不意味着缺爱。表达、消化和体验情绪的方式包括：大声说出情绪，宣泄式咒骂，表达性写作，创造性发泄，哼曲儿，唱歌，听煽情的音乐，自由舞动，亲近大自然，看照片，看感人的电影，好好哭一场，以及呼吸练习。

悲伤的时候，你可能会发现很难深呼吸，这很正常，随着时间的推移，这种感受会慢慢消失。在这个过程当中，你可以使用本书第76页的呼吸练习来释放和宣泄情绪。宣泄愤怒或怨恨时，狮子吼式呼吸是一种安全且不会造成伤害的发泄方式——用鼻子吸气，伸出舌头呼气，发出有力的咆哮。眼泪可以以一种美丽的、无言的方式释放情绪，但哭不出来也没关系。表达悲伤并没有所谓的正确方式，你可以尝试所有方法来宣泄情绪。

需要休息的时候
就休息，
只会让工作效率更高，
不会让其变得更低。

面对其他情绪的时候,我们如果有机会静下心来与感受共处(强烈的情绪会让我们精疲力竭,所以我们确实需要让自己休息来补充精力),或者忙碌的一天还有各种责任需要背负,那么,不妨对你的情绪说:"现在还不是时候,我听到了你的声音,我稍后会为你腾出时间。"这些健康的、提神的转移注意力的方式,可以帮到我们:念句"咒语",喝杯茶,玩个填字游戏,给朋友打个电话,遛遛狗,做瑜伽来振奋精神、集中注意力(参见本书第135页的自信工具包),或者试着练习安抚情绪(参见本书第122页的工具包)。

如何克服感官超载？

1分钟

如果你坐在办公桌前，请闭上眼睛，用指尖轻轻按压眼窝周围，以你感觉舒适为宜。你可以试试以掌心覆眼，双手揉搓，然后将手掌覆盖在眼睛上，手肘放在桌子上，深呼吸5次。最后将脸托起——手肘放在桌子上，下巴抵在手掌上，指尖从下颌抚至太阳穴，最终双手像杯子一样，托起你的脸。做完还是觉得很累？接下来，双手放下，手背朝上，交叠放在桌子上，把额头抵在手背上，停留1分钟，让你的额头去感受大地。

播放舒缓的自然白噪声，凝视绿色——看远处摇曳的树冠——或者欣赏全景，这与我们在读书或看屏幕时专注的狭窄视野相反。寻找地平线或开阔的空间，或者只是扩展你的视野，看看周围的东西，都能极大地舒缓神经系统。

闭上眼睛，做几轮蜂鸣式呼吸，只用鼻子吸气，然后以轻柔的嗡嗡声呼出，这样的振动呼吸有助于消除紧张感。

20分钟以上

如果你有更多的时间，可以缩进加厚的毛毯里，或者依偎在你的宠物身边，看着它们呼吸，也可以泡在浴缸里，水没过耳朵，让感官得到休息，或者躺下来戴上加热眼罩享受生活。

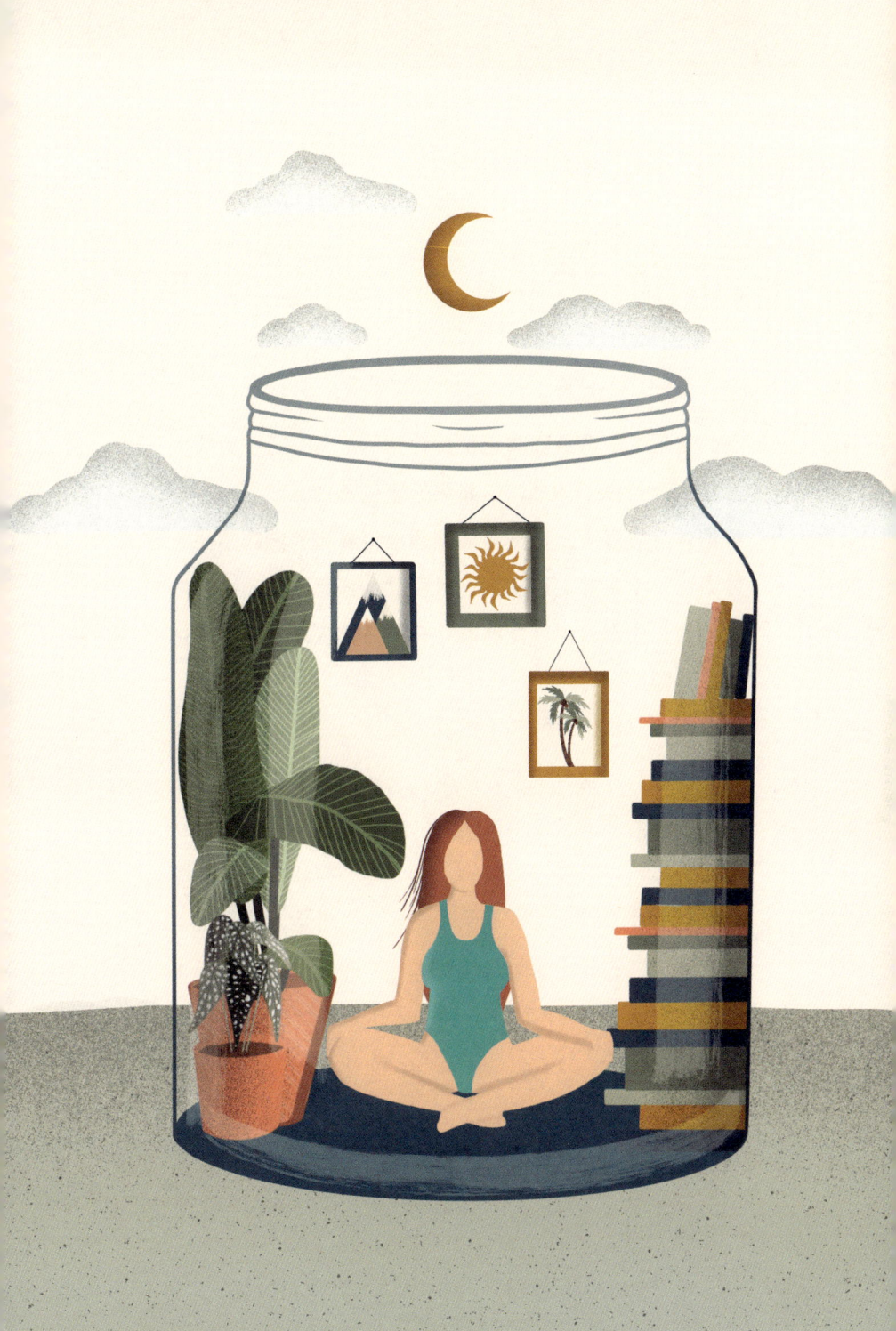

感到焦虑或紧张时，如何休息？

这是休息重启法真正发挥作用的地方——传统的休息被认为是躺下休息，但如果你紧张不安，就会知道这样的休息有多难，甚至会加剧焦虑！温和的运动是恢复体力的一个更好的选择，可以释放神经紧张感和被压抑的能量，让你回到平衡状态。一点点的运动可能是你进入宁静和放松的开始。

你可以愉快地慢跑、跳舞、散步，或只是甩动你的身体。做一些动态扭转，双脚分开站立，双臂向一侧甩动，想象自己是一件晾在绳子上刚洗好的、随风晃动衣服，然后，双臂再甩向另一侧。你不需要很剧烈地运动，只要伸展一下就有助于消耗多余的能量。迈开腿，在草地上散步让人感觉脚踏实地，如果这不适合你，也可以用一些有镇静气味的身体乳来按摩自己的身体。

猴握手印

30秒

这是一项简单但有效的练习,无论是站着还是坐在办公桌前,只需几次呼吸即可获得平静。

一只手放在另一只手上,手掌相对,然后两手的指尖相扣。保持肩膀和下巴放松,前臂与地板平行,尝试将双手拉开。这个练习会调动你的手、手臂和胸部的肌肉,注意,你的腹部肌肉也会参与其中——将你与身体的力量联系起来。保持手印,呼吸几次,专注于身体的力量,然后放手,将手臂放在身体两侧。如果你正在坐着,就将双手放在膝盖上,享受这种力量的释放。双手调换上下位置,重复以上动作,并在平静的内心带领下,重新开始你的一天。

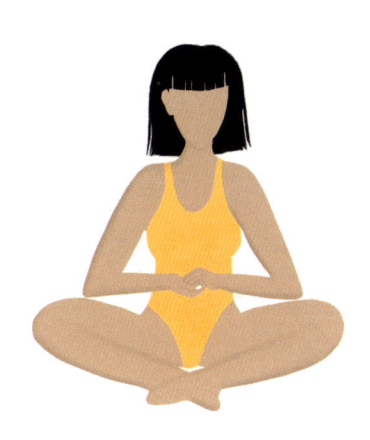

缓解焦虑的瑜伽

5~10分钟

脚踩地面，平静下来，与你的内在力量联结起来。

◎ 站直，双脚分开与髋部同宽，双臂放在身体两侧。

◎ 吸气，手臂举过头顶，抬头，看向大拇指。

◎ 呼气，放松膝盖，屈髋，让你的上半身去靠近大腿，头去靠近脚趾，手指去触摸地面。

◎ 双手向前伸，脊椎与地面平行，双手在肩膀的下方，做平板支撑式。让你的脚后跟远离双腿，将肚脐拉向脊椎，锻炼你身体的核心。保持这个姿势，呼吸5~10次，感受身体的力量。

◎ 下犬式：双手向头部靠近，直到身体呈倒"V"形。享受腿筋的伸展，保持头部下垂，呼吸5~10次。

◎ 用右手将右膝盖放在地板上，右小腿滑到左髋的前面。肘部和前臂放在地板上，额头正对着交叉的手背。呼吸5~10次，然后换另一条腿重复。

◎ 开腿婴儿式：四肢着地，膝盖分开，大脚趾互相碰触，臀部着地，额头着地。呼吸5~10次，放松脊椎和大腿内侧。

◎ 回到平板支撑姿势，用力保持身体，呼吸5~10次。

◎ 双手回到下犬式，呼吸5~10次。

◎ 双手移向你的双脚，如果感觉舒适，回到弓身弯腰的姿势，享受轻松的感觉。

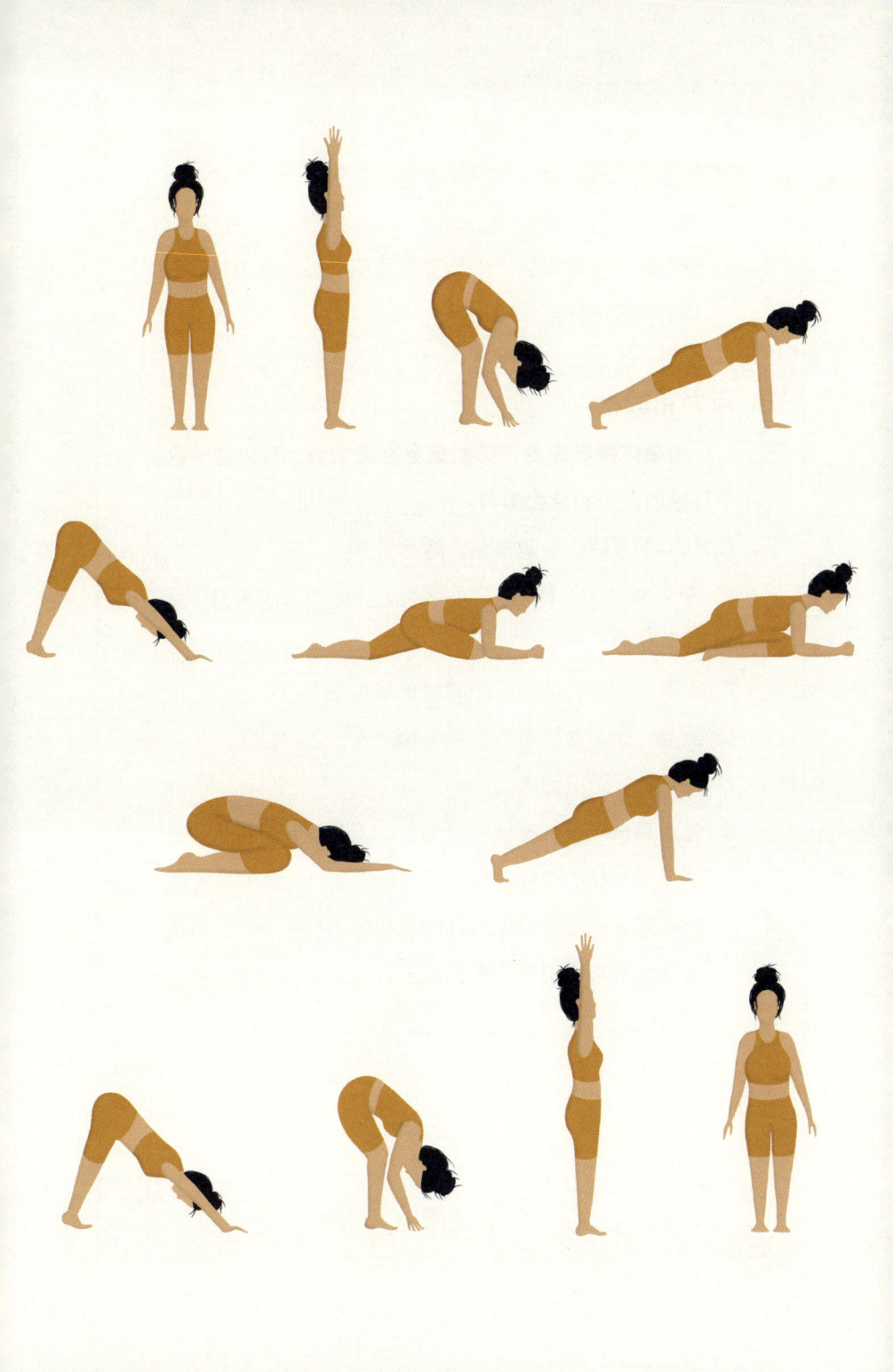

◎ 吸气，双臂张开，慢慢恢复直立，手掌在头顶合拢，凝视上方以提升心情。

◎ 呼气，将手臂缓缓放下到身体两侧，感受温柔运动带来的深度平静。

用力和放松

1分钟

　　如果你躺在床上，仍然感觉充满活力，可以尝试这个连续的用力和放松练习：

◎ 从双手开始，握紧拳头，然后松开。

◎ 接下来，握紧拳头，弯曲手臂，让肱二头肌用力，然后放松。

◎ 在下一轮中，让胸肌和肩膀也参与进来。

◎ 重复，调动面部所有的肌肉加入这一过程。

◎ 下一轮，腹肌加入。

◎ 在最后一轮中，腿部肌肉加入，调动你整个身体，然后尽情放松。感受一下，轻微地运动之后，你很难再处于紧张的状态。你也可以温和地和自我对话，与现在的感觉和平相处，提醒自己这只是一种感觉，它会过去的。

感到孤独时，
如何滋养自己？

　　人需要他人，这是人类的基本需求。孤独是一个我们想主动与他人产生联结的信号。我们乐于融入那些超脱个人的普遍目标、群体或事业中。有很多方式可以让我们获得这种融入感，比如：加入一个志同道合的俱乐部；听一段关于生活意义的播客，在相似经历中感受共同的人性；阅读让我们感觉不那么孤独，可以验证我们的感受、认同角色，阅读畅销书会获得陪伴感。阅读可以给我们提供谈资。带来融入感的方式可以是一通电话、一条信息、一个视频通话、一张明信片，也可以是面对面的交流。

　　孤独促使我们主动建立联结——看看哪种形式的联结是可用的、能引起共鸣的，然后直接"连线"。有时，我们的需求可以通过制订计划或者期待联结而得到满足。我们也可以回想最近的"联结时刻"，提醒自己注意周围的爱和支持。

重新定义孤独也会有所帮助。独处时，我们有机会做任何自己想做的事，思念彼此是健康的想法，想到即将到来的团聚也能让我们快乐。不用抢电视遥控器，不用迁就其他人的饮食偏好，只需享受自我探索，有机会自我表达。也许重点不在于孤独一人，而在于找到解闷的方法。花点儿时间列一张清单，列出独处时的快乐方式，并把这张清单放在手边，以备不时之需。治疗孤独的另一个良方是帮助他人。如果孤独感不断出现，考虑一下成为志愿者，这会给你的生活带来目标感和联结感。

当我们浏览社交媒体，看到"其他人"所做的有趣的事情时，孤独感会突然出现。有时候，我们感到孤独只是因为认为自己的朋友太少。这是一个被社交媒体扭曲的看法，并不是每个人都有一大群经常一起出去的朋友。有些人只有寥寥几段深厚而有意义的友谊（实际上可以只有一两个），他们一对一地联系。在学校门口可能有你喜欢的人，但在社交场合之外却从未见过；你可以主动迈出第一步去建立联结，或者，也许偶然的相遇已经是你想要的全部了。你可以列出一份名单，在你的圈子中哪些人是你想更好地了解的。

我们身边不一定需要一大帮朋友，所以请考虑一下你对"适当数量的朋友"的定义，以及这是否会增加你的孤独感。记住，即使我们独自一人，我们也能感受

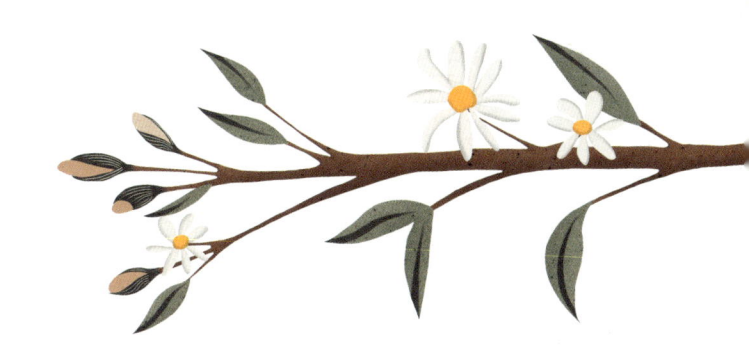

到被关心,被那些超脱个人的群体所关心。只要回忆起那张联结之网,就能减轻孤独感。画一张地图,列出生活中所有与你有联结的人——你的家人,喝咖啡时认识的朋友,一起看电影的朋友,同事,你的理发师、理疗师、针灸师,同学,也许你已经很久没和他们说过话了,但你知道你们之间的联结一直都在。看到你的圈子里有这么多人,就会提醒你,外面有很多爱,而你也是其中的一分子。更进一步,写一张感谢的小纸条,让人们知道你为什么欣赏他们,加深这种亲密感。

当你想与人联结时，如何休息：相伴休息

再看一下第54页的休息支柱，你会发现有很多和他人一起寻找平衡点的休息方法。

你们可以一起运动，也可以一起待着；你们可以一起集中注意力，也可以一起头脑空空；你们可以吃一顿感恩晚餐，表达感恩；你们可以拥抱、牵手、坐在一起或并肩行走——有时并肩比面对面坐着的感觉更舒服。有一个可爱的仪式能加深联结，你可以主动询问爱人今天发生了什么，到下次见面时，你就可以询问事情进展如何了。这个仪式帮助我们保持默契，促进共情并传达关怀。

不过，请从广义上去理解相伴休息。我们知道休息可以帮助我们重新调整，有时这意味着我们需要不同的东西。相伴休息并不意味着我们必须追求同样的事情，我们可以做不同的事，但共享时间和空间，一起恢

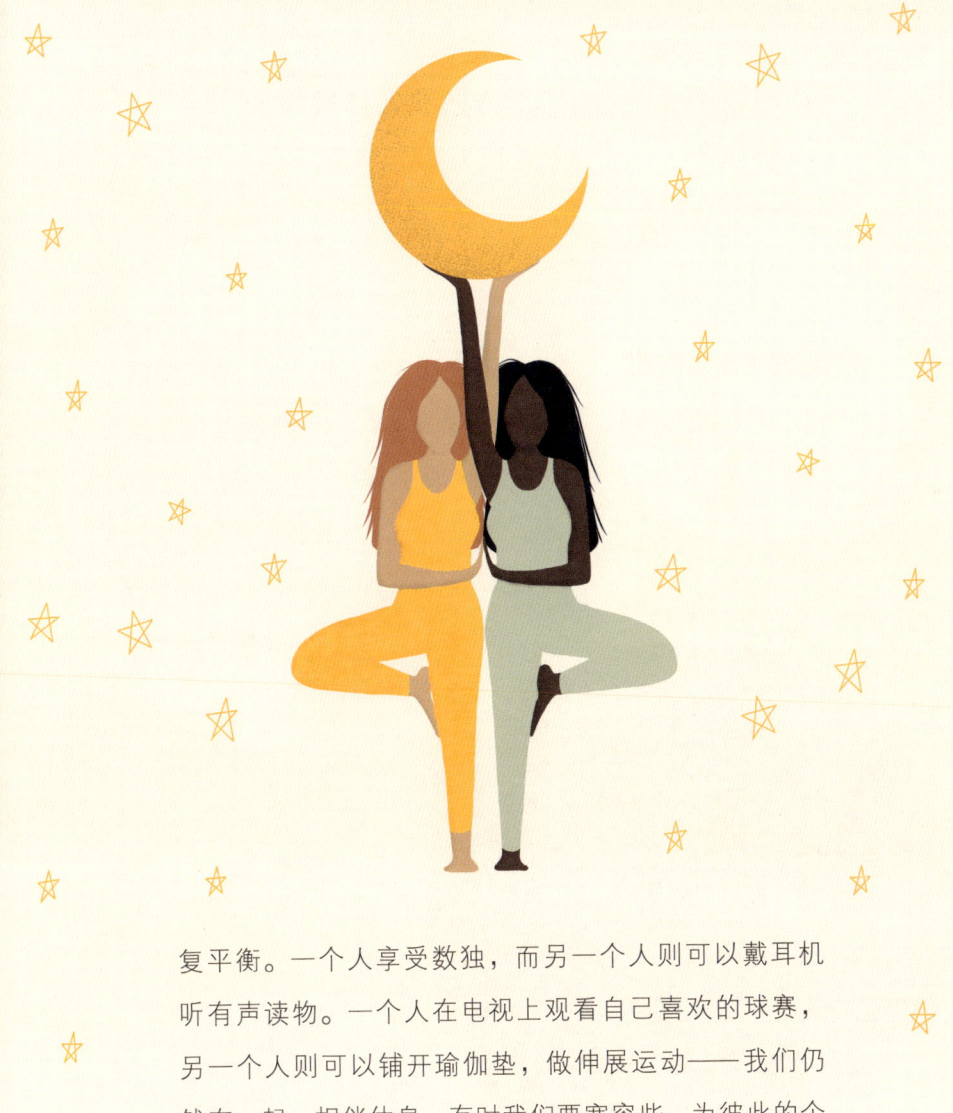

复平衡。一个人享受数独，而另一个人则可以戴耳机听有声读物。一个人在电视上观看自己喜欢的球赛，另一个人则可以铺开瑜伽垫，做伸展运动——我们仍然在一起，相伴休息。有时我们要宽容些，为彼此的个人追求提供空间。有时候，这种宽容可能是在陪伴对方，因为他们会在另一个场合为你做同样的事情。再说一遍，这就是平衡。

休息以增强信心：8种方法来保持镇定，做好准备

1

找到你的信天翁翅膀并拥抱自己（参见本书第78页）。

2

做几次从"V"到"W"的手臂动作。最好是站着，坐着也可以。吸气时，把你的手臂向上伸展成一个"V"形，指尖并拢，向上延伸。呼气时，手肘向下，往身体两侧挤压，双臂呈"W"形，双手打开，像海星一样。重复6次。

3

如果你总是想到最坏的情况，那就随它去吧。你可能会解决一些实际问题，但是不要让思绪停留在最坏的情况，要为最佳结果和最可能出现的结果留出同等的思考时间。试试这些口头禅："我足智多谋。""我很有创意。""我是可塑之才。"

4

握住一个"护身符"，在手中滚动，并将注意力集中在对它的感觉上。鹅卵石、水晶和浮木等来自大自然的物件是比较好的选择。

5

记住你此刻采取行动的原因，让这个目标点燃你的激情。紧张没关系，你可以引导它，这个目标值得你这样做。

6

闭上眼睛，想想自己的优点。 回想一下，当你主动脱离困境的时候，是自己哪一项品质帮助自己渡过了难关？你现在也一样优秀。

7

检查一下你"基本能量库"，确保你吃饱喝足。

8

做一个经典的树式瑜伽。单脚站立，另一只脚的脚底抵住膝盖内侧（想达到放松的目的，不需要过多运动），双臂向上、向外伸展，感觉自己充满了整个房间。摇摆起来，这是放松的一部分，把自己和幽默感联系起来。在这里，微笑呼吸几次，然后，换另一只脚试试。这是对抗无益想法的另一种完美解药——当你处于树式姿势时，你无法思考其他事情。

当感觉失衡时，如何休息：守护你内心的宁静

不是只有肌肉和大脑需要休息，我们的内心也需要休息。如果我们的价值观失衡了，我们怎么能感到平衡与和谐呢？我们要把生活与价值观保持一致，才能获得内心的宁静。

花点儿时间想想对你来说重要的品质。有几个方法可以帮你梳理清楚：当你想到一个很特别的人时，你喜欢他们的哪些方面？或者当你对某件事感到生气时，它

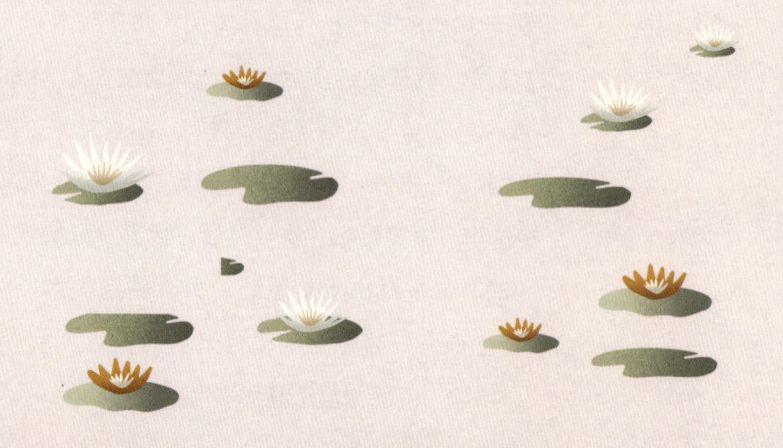

违背了你的什么价值观？写下对你来说有意义且充满活力的价值观。

如何在生活中创造和谐？

5分钟　把"待办事项"清单放一边，让我们来做一个"待成为"清单。如果你的价值观得到了像家务、责任一样的重视，度过这样的一天，你会是什么感受？每天选择一种品质，让它指引你——感受它是如何改善你的决策，如何调整你的眼睛去寻找美好的事物的，如何引导我们做出让我们对自己和世界产生好感的行为。让我罗列一些例子来激发你的好奇——温柔、耐心、风度、理解、共情、好奇、勇敢、善良、欣赏、幽默。享受你的"待成为"清单，感受它是如何帮助你以全新的方式重启自我的。

1分钟　另一种让内心得到休息的方法是给自己写情书，并将它们分散在房间里的各个地方。情书可以是鼓励的话、温柔的提醒、肯定的话、名言或一点儿感谢的话。把小情书用作书签，贴在冰箱上、车里、桌子上、床边。像善待他人一样，温柔地善待自己。

当被迫做决定时，如何休息：说"不"的艺术

尊重自己的边界不等于不友善或自私。当你与他人相处、与自己相处时，想拥有安全、健康的关系就需要边界。明确边界不但有利于关系健康，也可以让其他人明白——他们尊重你的交往规则会促进这段关系的发展，并剔除那些无益的关系。

边界管理是一个后天习得的技能，很多人缺乏学习的示例。如果你在成年后学习，那么你有一位非常棒的伙伴。从哪儿说起呢？想一想，作为一个人，你需要什么东西才能在家庭、爱情、工作、友谊里感觉自己身处安全且健康的关系中？在不同的关系中，安全且健康的关系是什么样的？你与母亲之间的边界可能跟你与好朋友之间的边界不同，但没关系，我们只需明确哪些行为是可以的，以及哪些行为是不可以的就行了。了解自己只是开始，我们还需要大声说出来。其他人无法读懂我们的想法。

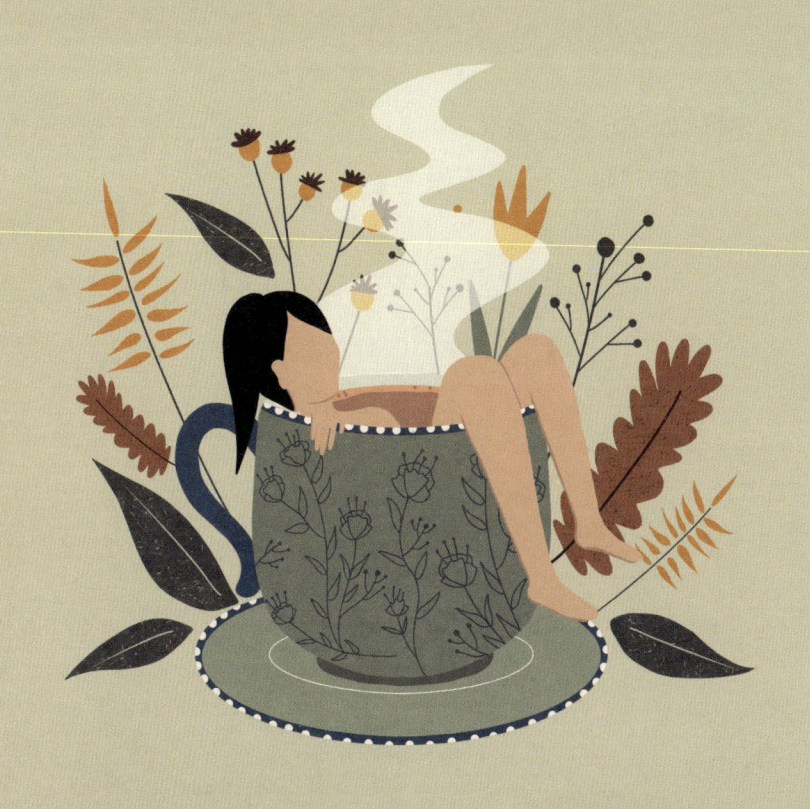

学习如何说"不"是边界管理的重要组成部分，也是我们休息以重启能力的组成部分。你的精力非常宝贵，健康也是重要的财富。你可以选择在什么时间、以何种方式使用精力，以及在什么时间、以何种方式休息。说"不"并不是缺乏爱和关心，而是承认我们不是拥有无限能力的机器。有时候，我们答应了别人却只能完成一半的事，这样会引起怨恨，带来的伤害比直接说"不"更大。请允许自己在做事前，先选择要不要做。

试试以下5个步骤，
来决定"做"或"不做"。

1

你的反应源于什么动力，是真实的欲望、焦虑、错失恐惧症还是取悦于人？

2

自我反思。你有哪些可用的资源？你的资金状况、时间、精力、压力水平如何？有哪些即将面临的任务？

3

此事符合你的价值观吗？与你的价值观是一致的还是冲突的？

4

此事与你的目标一致吗？时机是关键。当你说"做"的时候，意味着你对什么说"不做"呢？说"做"的代价是什么？

5

请记住，你可以选择！如果这不是绝对的"做"，那就可以是"不做"。

说"不"的方法

◎ 不，谢谢。

◎ 现在不行。

◎ 感谢您的盛情邀请，但是不行。（不需要道歉——不用说抱歉，你仍然可以保持礼貌）

◎ 如果你发自内心感到遗憾，你可以用"很可惜"或"不幸的是"来表达，但这不是你必须做的事。你也不需要因为礼貌拒绝而照顾对方的情绪，那是他们的事。

◎ 如果你愿意，你可以给出拒绝理由，但不是必须给。

◎ 如果你愿意，你可以给出一个替代方案：我不能做这个，那我做那个怎么样？

◎ 我很感激，但我做不到。

◎ 这不属于我的职权范围。

◎ 我不是帮助解决这件事的合适人选。

◎ 这与我的做事习惯不一致，我不认同这个方法。

◎ 我日程比较满，现在没空。

◎ 我现在没有能力做这件事。

◎ 目前我不接别的工作。

◎ 我很感谢你的提议，但不了，谢谢。

◎ 这件事与我无关。

◎ 不，我没在忙，但我在休息。

◎ 请记住，"不"是一个完整的句子。

当你感到内疚时，如何休息

考虑到我们所处的消费文化、饮食文化、吃苦文化，以及社会对休息、生产效率和忙碌的态度，我们能不能平复因为自己腾出空闲时间而产生的内疚？我们能不能尊重别人的选择，也允许自己选择认为对的做法？我们应该意识到有内疚感是正常的。

请注意，内疚感的存在并不意味着自己做错了事！感受只是一个信使，用来检查我们的价值观，并不代表事实。我们也不需要消灭内疚感——没有内疚感的人生会变得一塌糊涂。内疚感有助于我们与他人和谐相处，过着富有同情心的生活。所以，检查一下你的价值观——你有违反它吗？如果有，那就弥补它，说声对不起，吸取教训，原谅自己。如果没有，那就看看那些内疚感的背后，你会发现自己内心拥有一个巨大的爱和关怀的宝库，沐浴在其中，将其作为力量，滋养自己。

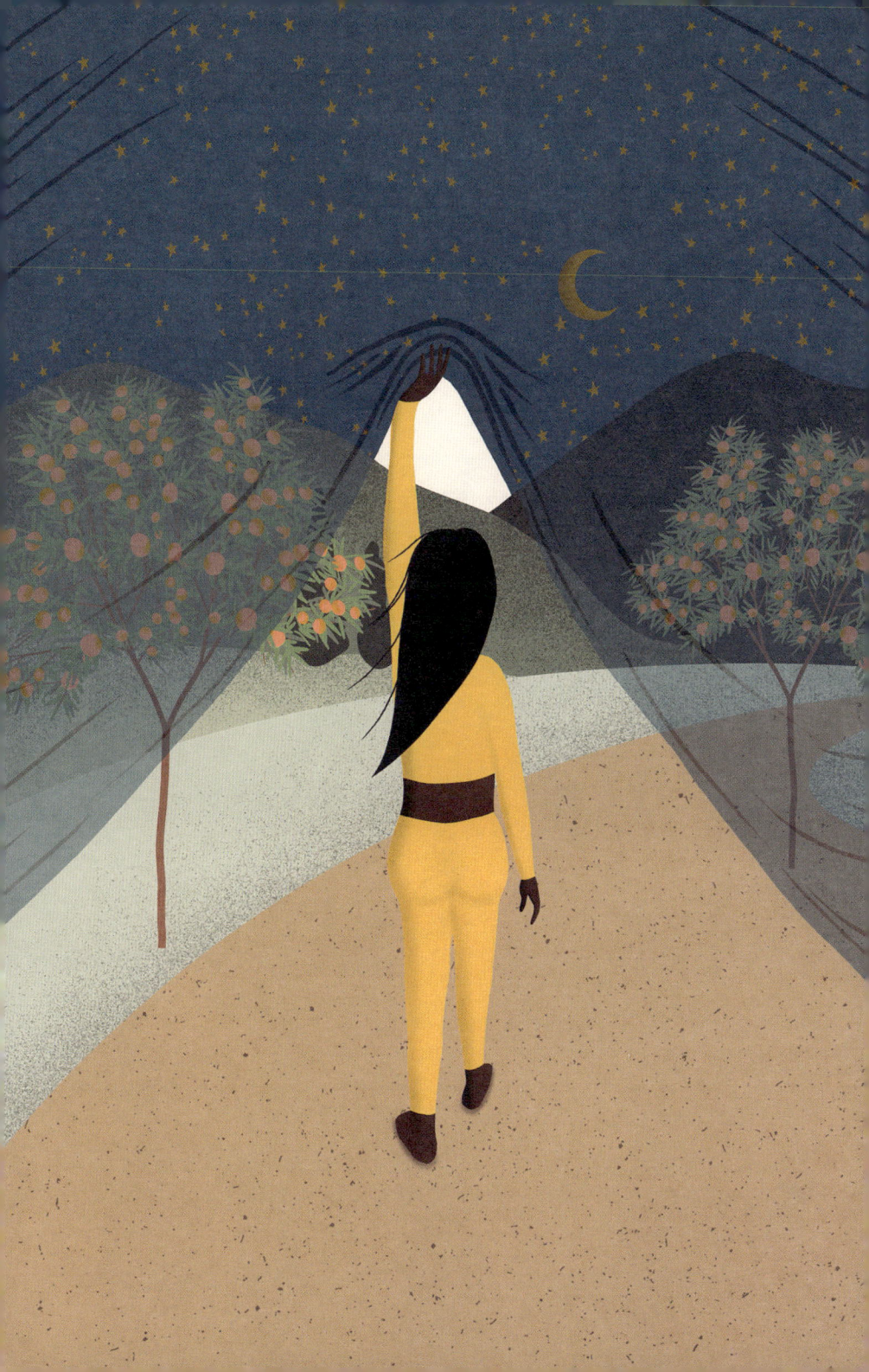

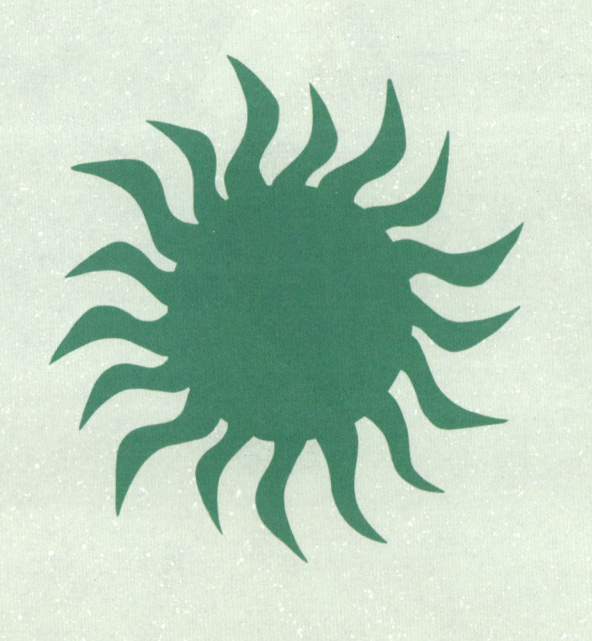

第三章

接下来是什么?

对休息的反思

真不错,你来到了最后一章!你在自己身上投入了时间,重新定义了你与休息的关系,扩展了你的休息工具包,我为你所做的努力而高兴。让我们鼓掌!现在,我们用反思和循序渐进的计划来结束学习,这样你就可以把书里学到的东西付诸行动了。

重新找回舒适感(是不是变得更容易了?)并思考以下提示:

◎ 在阅读这本书的过程中,你对自己有了哪些了解?
◎ 你愿意重申自己休息的"原因"吗?休息在你的生活中起到了什么作用?写下来,放在显眼的地方——我们需要不断地提醒自己。
◎ 你的休息习惯进展如何?你看到了哪些好处?你对休息的看法产生了怎样的变化?翻看第28~29页的提示,看一下自己最初的想法。
◎ 你现在是否觉得自己和休息的关系跟以往有所不同?还需要进一步理清关系吗?如果需要多花点儿时间去重写这些我们被灌输了一辈子的观念,那也没关系。

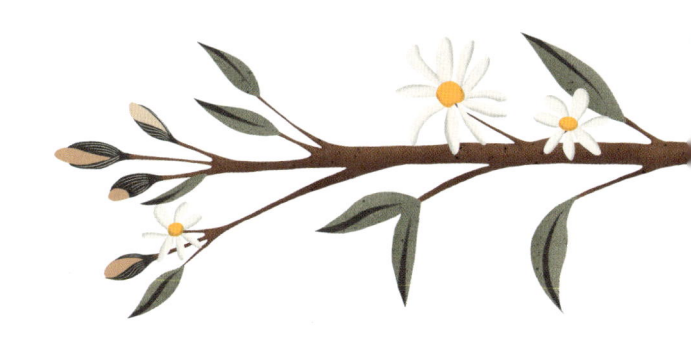

◎ 休息以重启是否适合你？请记住，这是一项通过实践来培养的技能。你可以使用这些简单的提示来发现哪些休息方式可以帮你恢复平衡：

- 一天当中发生了什么？你可以参考第 54 页的休息支柱法来充实这个答案。
- 未来会发生什么？明天或下周有什么安排？
- 什么样的滋养可以让你在这一刻恢复活力，保护未来自我[1]？你可以使用工具包来获取具体建议。

◎ 再次查看休息支柱，你有什么要补充的吗？它们对你来说意味着什么，或者你如何利用它们作为休息的灵感？

◎ 身体或大脑如何跟你沟通它们需要休息？记下警告信号，并保持警惕。

---

1 未来自我（future self）指个体对未来自己的认知和评价，它会影响个体现在的心理和行为，并被纳入自我认同中。

◎ 记录你的一天——观察你的精力水平和情绪变化。

◎ 你有足够的休息时间吗？有规律吗？据此安排你的休息计划，帮助你轻松度过每一天。写下你的一些休息习惯，以便你在一天当中的不同时间段或在需要的时候使用。你可以从工具包获得帮助。

◎ 你可以在房子里有策略地放置一些休息提示吗？列一个提示清单，然后放在显眼处——咖啡桌上的舒缓眼罩、电脑旁边的拉伸运动清单、床边的日记、家门口的散步鞋、厨房水槽旁的护手霜或电视旁的瑜伽垫。

◎ 有动力去做有益的行为是好事，但不要把休息变成需要你努力的另一件事。控制对自己的期望，减少对忙碌和高效的赞美。你可以写日记，记录美好的一天是怎样的，感受你所需要的健康生活习惯对你的支持，帮助你保持内心的平衡和协调。

◎ 你想对自己做出什么具体的承诺吗？把它们写下来，将这些习惯慢慢地融入你的生活，然后再回到这本书中寻找新的灵感，不要陷入"休息困境"。你第一次读到的东西可能会和下次读到的完全不同。

最重要的是，继续滋养自己！

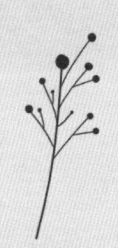

今天请为你自己
做点儿什么，
不是为了成为一个
更好的父母、
更好的伴侣、
更好的老板或
其他你所扮演的角色，
只是为了你自己。

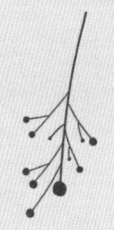

致　谢

这本美丽而令人耳目一新的书是一大群有才华、慷慨的人的集体成就。

我对戴夫、夏洛特和特德致以最深切的感谢，他们是我每天"休息以重启"仪式中不可或缺的一部分！是他们的爱和滋养激励我不断前进！我很感激亲爱的妈妈，她在电话里连续几周听我讨论休息支柱法。生命中有他们，我多么幸运。

我要感谢我的经纪人简·格雷厄姆·莫和我的委托编辑娜塔莉·布拉德利，感谢他们为我发声并支持我倡导休息主题的使命。我还要衷心感谢让这个项目得以实现的人——杰出的编辑保利娜·贝奇、艺术总监雅西亚·威廉姆斯、设计师杰夫·芬内尔和插画家斯特夫·爱德华兹。他们都是我创作过程中不可或缺的一部分，是他们丰富了这本书的视觉效果。也非常感谢梅甘·布朗和黑兹尔·奥布莱恩，他们的热情和帮助让我的书广为人知。

感谢我所有亲爱的客户、读者和我在社交媒体上的粉丝们，感谢他们与我分享自己的旅程。我们一起工作，看到他们的成果，听到他们的反馈，对我开发休息支柱法以及你们在这里找到的所有工具包都很有帮助。

未来，我会推出更多精彩内容！

不要将"尽力而为"
等同于高效率
或取悦他人。
"尽力而为"也可以是
注意到自己需要休息，
然后休息一下。

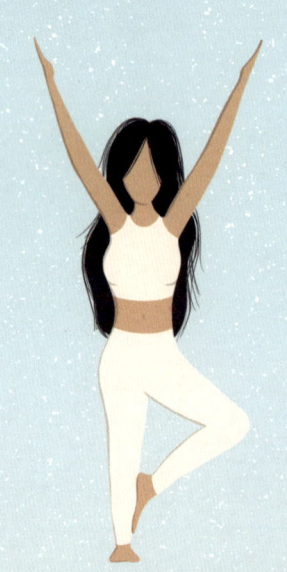